認知症になりたくなければラーメンをやめなさい

心療内科医・医学博士
姫野友美

はじめに

医療が発達し健康意識も高くなった現代では、ただ長生きするのではなく、いかに健康で元気に過ごしていけるかに重点が置かれるようになりました。だからこそ、年齢を重ねるほどに「認知症にはなりたくない」「寝たきりは避けたい」という気持ちが切実味を増してきます。

そんな不安を自分自身や家族に漠然と抱えるようになって、今、本書を手に取ったことと思います。では、なぜラーメンをやめたほうがいいのでしょうか？

「塩分が多いから！」と思った方、残念ながら〝はずれ〟です。確かに塩分の摂り過ぎは高血圧を招いて、脳血管疾患から認知症というリスクにつながっているのですが、たとえ塩辛いスープを残したとしても、ラーメンを食べ続ければ認知症のリスクは消えてくれないからです。

これはラーメンだけではありません。うどん、パスタ、パン、カレーライス、天丼など、あなたが毎日食べている麺類、パン、米飯などの糖質に偏った食事、加工食品の中にこっそり入っている油や糖質、添加物、そして身の回りにある環境汚染物質など、脳の老化を促進する物質は私たちの周囲に満ち溢れています。

これらの物質が知らず知らずのうちに私たちの体を蝕み、病気のきっかけを作り悪化させていくのです。

病気のきっかけを作るのも、知らずに悪化させるのも、自分の食べ方で決まっていたのです。

つまりこれから先、あなたの健康を守るのは毎日の食事をはじめとして、全て自分自身の生活習慣にかかっているといえます。食べ物、食べ方の選び方次第で、10年後、20年後に大きな差がつくのです。

そして2020年4月、毎日の積み重ねがいかに大切か、思い知らされる出来事が起きました。

本書を書いているとき、新型コロナウイルスの感染がどんどん拡大していき、通学や通勤、勉強や仕事、友達と会ったり、一緒に食事を楽しんだりすること、買い物や旅行などの日常を大きく変えなくてはいけない緊急事態となりました。

感染を防ぐために、また重症化させないために役立つことは何なのか、世界中で研究がアップデートされていく中で考えたとき、そのひとつとして、どんなウイルスにも負けないために必要なのは「自己免疫力」であると痛感しました。

同時に、目に見えない強敵に対抗しているうちに、心にも疲れがたまってうつ状態などが起きやすくなり、体だけでなく**「脳と心の免疫力」**を向上させることも大切だと知りました。

体と脳、心の免疫力は、特定のものを今日から食べたからといって、急にアップするほど単純なものではありません。つまり全身の働きを円滑にし、ちょっとやそっとの変化で倒れないようにするためには、やはり！　日頃の積み重ねが大切であり、まぁいいか、と疎かにしていれば、あっという間に崩れてしまうのです。

どんな病気もある日突然なるのではなく、水面下で進行し、侵食された堤防が決壊するように表面化し悪化していくため、いかに食い止めるかが重要になってきます。

そのために必要なのは、**脳と体に必要な栄養をしっかり摂って、不必要なものを入れないこと。糖化と酸化を防ぎ、腸内環境をよくすること**です。

認知症における脳の萎縮はすでに発症の20年前から始まっていると言われています。65歳で認知症が7人に1人。ということはその20年前、45歳から始まるのです。つまり40歳を過ぎたら、生活習慣を見直さなければ認知症まっしぐら、と同時に今回のようなパンデミックの際には死に直結するかもしれません。

なぜなら、コロナウイルス感染が重症化しやすい要因は、心血管障害、糖尿病の合併と高齢だからです。コロナウイルスは肺だけではなく、血管内皮細胞に感染し血管炎を起こし、血栓形成をして脳梗塞を起こしたり、血管を破壊して出血を起こしたりすることがわかっています。

結局、普段から血管をきれいにしておけば、感染しても重症化しない可能性が高いのです。それには、酸化と糖化を防ぐこと、本書の内容を実践すればよいのです。

本書では食べ方や運動など、取り組みやすいおすすめの方法をご紹介しており、実は認知症にならないように食べ方などを変えることは、脳だけでなく心や腸内環境、免疫力アップなど全身の健康増進に密接に関係しています。

いつどんなときでも、体と脳と心が緊急事態に耐えられるように整えておくこと、その方法を知っているかどうか、実践できているかどうかが、この先「人生100年時代」を楽しく過ごすための命運を左右すると言っても過言ではありません。

今だからこそみなさんに伝えたい、今日から実践できる方法をたっぷりと詰め込みました。自分が取り組みやすいものから始めれば大丈夫ですから、あれもこれも変えようとせずに、続けていくうちに自分スタイルの習慣になるように進めてみましょう。始めるのは早ければ早いほどよいのです。

認知症になってもいいから自分の好きなものを食べ、好きなようにして死にたいという方は、本書を読む必要はありません。しかし、認知症になったら家族や周囲の人、地域の人、そして日本全体が困るのですから、今から注意して死ぬまで健康でいたいという方はぜひ本書をしっかり読んで、できることから始めてください。

コンセプトは「死ぬときがいちばん元気！　歩いて天国へ行こう」です。

CONTENTS

第2章 あなたの脳を健康にするには

第3章 【実践編】何を食べるか・何をやめるか

第4章　生活習慣で健康寿命が変わる

第1章

脳の老化、それは「サビ、コゲ、カビ、シミ」

脳トレだけでは認知症は予防できない

２０１９年の厚労省の調査によると、日本人の平均寿命は女性87・45歳、男性81・41歳となり過去最高を更新しました。医療が発達し、三大死因のガン、心疾患、脳血管疾患の死亡率が下がったことで平均寿命が延びていると分析されており、これから長い老後を迎える世代にとってはまさに、「人生１００年時代」がやってきたといえるでしょう。

ところが、平均寿命が延びる一方で不安視されているのが、**元気に長生きできるかどうか**です。

自立して生活できることを示す「健康寿命」は２０１６年の調査結果では女性74・79歳、男性72・14歳と、平均寿命とは大きな開きがあり、脳梗塞の後遺症による麻痺などで寝たきりになる、認知症になるなどのさまざまなリスクが待ち構えていると予想されます。せっかく長生きできるようになったのに、寿命の残り10年ほどはベッドの上で過ごすことになるなんて、想像するだけでも悲しい気分になってきます。

だからこそ、「できるだけ元気に健康でいたい！」と誰もが願うのです。

そのために、何らかの健康によい習慣を続けている人、定年などをきっかけに始めた人も多いことでしょう。実は平均寿命が延びた理由には、健康に対する意識の高さも関係していると言われており、健康情報番組、体操の本などが話題に上ることからも納得できるというものです。

「寝たきりにならないようにウォーキングを始めた」「認知症が怖いので脳トレドリルをやっている」など、テレビやインターネットの情報を集めて、何かをスタートさせる習慣はとても大切なことです。しかしながら本当にそれだけで、人生後半の体と脳を今から鍛えることができるのかといえば、答えは「ノー」です。

みなさんの体を、車にたとえるとわかりやすくなります。

長い間乗ってきた車はあちこちにガタがきており、修理や部品交換が必要になります。つまり経年劣化に合わせたメンテナンスをしなければ、快適なドライブはできないわけです。どこかに不具合がある状態のままハイオクのガソリンを入れたり、高性能のタイヤに替えたりしても、効果を実感できる走りはなかなかできないでしょう。今の状態のまま何かを追加するのではなく、効果を発揮できるように整えなければ焼け石に水、のようなものです。また、外から壊れた部分がわからないからといって、そのまま乗っていれば、ある日突然エンストを起こして、修理工場へ運ぶことになりかねません。

まさにみなさんの体も長年使い続け、この車と同じようになっています。血圧が高くて薬を飲んでいる、階段の上り下りがしんどい、などで受診しているというのは車でいえば車検で見つかった故障を修理している状態で、不調に気づかずに無理をすれば入院や手術＝修理工場行きとなり、今後の人生のドライブに暗雲が立ち込めるでしょう。

やはり「新車」の頃とはワケが違うのです。

また、運動がおすすめとはいえ、今まで定期的な運動習慣のない人が急に始めても長続きできる体力が十分に備わっていません。無理やり歯車を回そうとしても、スムーズに動かすには〝あるもの〟が足りないのです。

そして体力だけでなく、脳の元気度にも同じことがいえます。**確かに脳トレドリルはよい刺激になりますが、その刺激だけで認知症が予防できるほど効果は期待できません。**脳の機能を滑らかに動くよう持続させるには、やはり〝あるもの〟が足りないのです。

体の中の棚卸しを始めよう

足りない〝あるもの〟、それはズバリ「栄養」です。私たちが考え、動き、笑ったり、喜んだりできるのは、ひとつひとつの細胞の機能に欠かせないたんぱく質、脂質、糖質、ビタミン、ミネラルなどの栄養素の働きのおかげです。

「年だからカロリーを気にして食べています」「健康のために脂っこいものは食べません」などと意識しているかもしれませんが、その食事では体と脳に本当に必要な栄養を十分に摂ることはできていないかもしれません。しかも長年の不摂生（運動不足や偏った食べ方など）のツケもたまっていますから、体の機能を回そうにも大事な歯車はさびてしまいギシギシガタガタ。動きが鈍いのは体だけではありません。頭の回転もサッパリです。リモコンの操作が覚えられない、スマホは怖くて触れられない、物忘れは日常茶飯事、3つのことをやろうとすると1つは忘れてしまう、やるべきことをズルズル後回しにしてしまう、10分でできたはずの仕事に20分かかる……。いわゆるこれが老化というものですが、年だから仕方ない？　いいえ！　今こそ見直すべきタイミングがやってきたのです。

定年が〝人生の棚卸しのとき〟なら、体の中も棚卸しをする時期がきており、今を逃すと取り返しがつかない可能性もあります。できるだけ早いうちに食事を変え、生活パターンを変えて、これから先も元気に過ごすための準備をスタートさせましょう。

何もしなければ老化はどんどん進むばかり……。あなたの人生を快適にドライブするために、今日ここで気づくことができたみなさんは、むしろラッキーなのです！

認知症は「第3の糖尿病」

この見出しを読んで、糖尿病と認知症とは関係ないのでは？と反論したくなることでしょう。しかしながら、認知症と糖尿病という2つの病気は根底でつながっています。

認知症のひとつであるアルツハイマー型認知症は、脳内にアミロイドβやタウタンパクなどのたんぱく質がたまり、脳の神経伝達物質量が低下したり、脳細胞が変性、壊死してゆっくりと脳が萎縮して脳の機能が低下する病気です。異常なたんぱく質がたまる原因については全てが解明されていませんが、食事から糖質を摂り過ぎて脳内で糖化が起きること（41ページ参照）も、原因のひとつと言われています。

糖尿病のメカニズムは、こうです。体は糖質を摂ると血糖値が上がり、すい臓からインシュリンを分泌して血糖値をコントロールしています。必要以上に糖質を摂り過ぎると、急激に上がった血糖値を下げるために、すい臓はインシュリンを出し続けることになります。ただし、無限には出ませんから、しだいにすい臓が疲弊してインシュリンの効きが悪くなり、高血糖状態が続きます。最後には血糖値を下げたくてもインシュリンが効かなくなります。糖質から摂ったブドウ糖はインシュリンがなければエネルギーとして利用できなくなって、高血糖になり、糖尿病になります。

そして、脳内でもこれと同じことが起きているのがアルツハイマーなのです。脳もブドウ糖をエネルギー源として使っていますが、インシュリンが効かなくなると脳内でもエネルギーとして利用できなくなって、エネルギー不足から脳機能がダウンしてしまうのです。これを脳におけるインシュリン抵抗性と言いますが、すい臓だけでなく脳でも起きるため、体質的な「1型糖尿病」、主に生活習慣などからくる「2型糖尿病」に加えて、「第3の糖尿病」と呼ばれています。アルツハイマー型認知症がどんな病気かわかると、納得できるはずです。

しかも恐ろしいのは、血糖値を下げるためにインシュリンを出し続けていると、ガンのリスクまで高まることがわかっています。実は2型糖尿病患者さんにはガンを発症するケースが多く、糖尿病だけで終わらないのがこの病気の真の恐ろしさです。**すでに糖尿病の人、糖尿病のリスクが高い状態の人はそうでない人に比べると、将来的にアルツハイマーにもガンにもなりやすかった**のです。

認知症を心配していたら……!?

年を重ねると物忘れが増えたり、気力が衰えたりと何かしら〝老い〟を感じるのは当然の変化です。そんなとき本人よりも家族など周囲が「おじいちゃんの反応が鈍くなった」「もしかして認知症かも?」と不安に思って、家族と一緒に受診されることもあります。

ここで表れている症状は一見すると認知症のようですが、よく調べると違う病気だったというケースもあります。そのひとつとして、心療内科では「老人性うつ」と呼び、一般的なうつ病とは原因の異なる病気があります。

うつ病は大きなストレスや、環境の変化など何らかのきっかけがあって発症するものですが、老人性うつはとくにきっかけがなくても、老化とともに脳が機能低下したり、ストレス耐性がなくなることによって起きるため、原因がなくてもしだいに症状が強くなっていきます。

老化による脳の機能低下とは、やる気や期待感などに関わるドーパミンなどの脳内ホルモンが作られなくなり、何を見ても楽しくない、ワクワクドキドキが減ってしだいに反応が鈍くなっていく状態です。話しかけてもリアクションが悪くなるため、認知症と不安視されることが多く、年齢から考えてうつ病とは思われずに認知症の治療がスタートすることもあります。

老人性うつが増えている背景のひとつには、長寿になったことで認知症が増え、その分診断レベルも上がって異常に気づけるようになり、どちらの病気か判断を難しくしていることが考えられます。

また、ここまで寿命が長くなる前なら、認知症になる前に天寿を全うしていたはずなのに、今は延びた寿命に適した脳の健康を維持できなくなったことも無関係ではないでしょう。しかも臓器の特性から**脳のほうが老化しやすい傾向が高く**（詳しくは後述します）、首から下の体部分は元気でも、脳の認知機能はどんどん落ちていくということもあるのです。

長生きをするということは、ガンや心疾患などの病気だけでなく、脳の老化という新しいリスクにも対抗していく知恵が必要になってきているのです。

なぜ老いはやってくるのか

「鏡よ、鏡よ、鏡さん。この世でいちばん美しいのは誰？」と鏡に確認をしていた白雪姫の継母ではありませんが、年齢を重ねると、気持ちも体も昔のように思いどおりにならないことが増えていきます。

足腰が弱くなった、シミやシワが濃く深くなった、座ると立つのが億劫、集中力が続かない……など、なぜ歳を重ねるとため息をつくことが増えるのでしょうか？

そもそも「老化」とは、私たちの体を構成している細胞（たんぱく質）が変性し、細胞機能が劣えることです。若々しい細胞は生卵のようにプルプル、パッチンパッチンと弾けそうな状態なのですが、年月を積み重ねた細胞は、時間の経過に加えて体に悪影響を及ぼす食習慣や生活習慣によって、火の通り過ぎたボソボソの固ゆで卵、焦げた目玉焼きのように変性してしまい、必要な機能が低下してしまうのです。筋肉の細胞が変性すれば運動機能が低下し、肌細胞が変性すればシミとシワだらけに、脳細胞が変性すれば認知症へと進行していくことになります。

なぜ細胞レベルの話になるのかというと、筋肉、骨、血管、脳や心臓などの臓器、ホルモンの分泌、消化機能など**全てを動かすエネルギーを作っているのは、細胞内にあるミトコンドリアのおかげ**だからです。

ミトコンドリアは細胞小器官で、独自のDNAを持ち分裂・増殖します。ミトコンドリアのいちばん重要な働きは前述のとおりエネルギーを産生すること。酸素と栄養をミトコンドリアの中でエネルギーに変換させて、動いたり考えたり、食べ物を消化したりと、生きていくために必要な全てのエネルギーを作っています。そのため〝細胞の中の発電所〟と呼ばれているくらいです。細胞の中には複数のミトコンドリアが存在し、体重の約10％はミトコンドリアが占めていると言われています。

つまり、ミトコンドリアが元気に機能していれば心身ともに元気一杯となり、エネルギー産生がうまくいかなくなれば、体調が悪くなるということ。生きていくためには、ミトコンドリアが機能していなければ何も始まらないのです。

しかし、時間とともに細胞が変性すると、ミトコンドリアの発電能力も低下していきます。仮に若いときは80％以上の発電力だったのが、50％、30％と落ちてしまえば、疲れやすい、思考力の低下、以前のように食べられないなど、みなさんが日頃から感じている「老い」へとつながります。この問題点はミトコンドリアにあるのです。

これほどまでに重要なミトコンドリアの機能低下を招く原因は、時間という無情に過ぎるものだけでなく、遺伝素因も関係していますが、多くの原因は食事や生活習慣にもあるのです。実際に、アルツハイマー病は5～10％が遺伝素因によるもので、残りの90％は環境に原因があると言われています。

たとえば、自転車を雨ざらしにしておくとチェーンがさびて動かなくなるのと同様に、活性酸素によるサビ＝酸化は細胞を劣化させる三大悪のひとつです。2つ目は、糖質の摂り過ぎによって細胞を糖化＝コゲつかせること、3つ目は偏った食べ方から腸内環境が悪化し、細胞がカビだらけになること、これら「サビ、コゲ、カビ」が脳はもちろんのこと、全身の老化を進める「極悪三兄弟」です。しかも三兄弟のあとには強大なボスがやってきます。サビてコゲつきもろくなった体にはカビが増殖しやすくなり、結果として一生消えることのないシミが広がっていって、ミトコンドリアの機能を破壊してしまうのです。

あなたの細胞は今、サビ、コゲ、カビから守られているでしょうか。すでにシミが居座り始めて、老化が加速しているかもしれません。実は**認知症になった脳にはところどころシミが広がり、サビ、コゲ、カビから最終的にシミに行き着く悲しい結末がやってくる**ことがわかっています。

まずは食事や生活習慣を見直すきっかけとして、次の老化度チェックをやってみましょう。

〈老化度チェック〉

□休みは家で一日中ゴロゴロするようになった
□新しいことが覚えられない
□反応が鈍くなった
□寝付きが悪い、夜中に目が覚めることが増えた
□体の動きやキレがなくなった
□体臭、便臭、オナラなどの臭いが気になるようになった
□いつも肩こり、腰痛、頭痛に悩まされている
□疲れやすく、なかなか疲れが取れない
□週に1度も運動習慣を持っていない
□シミが増えてきた（老人性色素斑や肝斑）
□ごはんやパン、麺類が好きで、単品メニューで済ませがち

□以前より肉などを食べなくなった
□外食や惣菜を買ってきて食べる機会が増えた
□集中力が続かず、物忘れも増えた
□ちょっとしたことでイライラしたり、落ち込んだりする
□人づき合いが面倒になってきた
□ドキドキ、ワクワク、ときめきを感じなくなった
□できないこと、面倒だと年のせいにしてしまう
□化粧やおしゃれなど、身だしなみがおっくうになってきた

チェックの数が多いほど、老化が年齢以上に進んでいる可能性があり、認知症やロコモティブシンドローム（運動器症候群）など高齢者特有の病気のリスクが高まっています。早速、改善させましょう。

脳の老化を招くサビ、コゲ、カビ、そしてシミ

誰にでも、時間の経過とともに老化現象はやってきます。とはいえ、周囲にいる年齢の割に若々しい見た目の人、フットワークが軽く積極的に活動している人などをうらやましいなと思ったことはありませんか。その反対に、見た目以上に老けて見える人、退職後に急に引きこもりがちになった人……など、気にかかる人はいないでしょうか。このような差が出てしまうのは、年齢以上に細胞を老化させてしまう見えない敵がいるからです。

同じ年代でも、細胞で起きる変化は平等ではありません。変化を加速させてしまうのが、先ほど登場した極悪三兄弟（サビ、コゲ、カビ）と、その後にやってくるシミです。

細胞が劣化しやすくなる原因は、まず睡眠不足、ストレス、タバコなどが活性酸素

の発生を誘発し、これを除去できない酸化ストレスの多い人はサビやすくなります。また、若いときからラーメン、パスタ、パン、スイーツ、お酒大好きで糖質を取り過ぎてきた人はコゲやすく、コゲやすい食習慣があると腸内環境も悪くなりやすいためにカビやすく、そしてその習慣の蓄積が多い人ほどシミができやすい、という図式が成り立ちます。どれも自分に当てはまる！と、愕然としていませんか？　これらの影響をゼロにできている人はそうそういません。多かれ少なかれ、誰にでも起こりうるリスクなのです。

さらにアルツハイマーについて、興味深い書籍が2018年に日本でも発売されました（『アルツハイマー病　真実と終焉―〝認知症1150万人〟時代の革命的治療プログラム』デール・ブレデセン著　白澤卓二監修　山口茜訳　ソシム株式会社）。詳しい内容はそちらに譲りたいと思いますが、脳は生きていくために大量の情報を集めて判断をしながら動いており、刺激や不具合などが起きると生命活動に必要な部分は優先させて、生きるためにさほど重要ではない部分を縮小させて動かす防御反応をとります。つまり命を守るために、記憶力や創造力、洞察力、思考力（複雑な計算や段取りなど）といった高次機能を低下させて、必要最低限な分野でしか脳は働かなくなっていくのです。

これは体の不調と脳の不調が連動していることを示しており、脳は危機を察知すると「死のプログラム」を発動させて、神経細胞間の情報のやりとりをしているシナプスの成長もストップします。つまり、**どこかに問題が起きれば、脳機能は省エネモードに切り替わり、脳が萎縮して人間らしい生き方を犠牲にしてしまう**のです。典型的な例が、虐待による脳機能低下です。虐待を受け続けていると、どんどん無気力になり、生きる気力さえなくなってくる現象です。

死のプログラムが発動する原因として以下の3つが指摘されています。

①　病気や酸化、糖化、悪い脂肪酸による炎症
②　低栄養によって体に必要な栄養素が欠乏する
③　重金属やカビ、化学物質による汚染

これらの原因には、すでに登場している細胞に悪影響を与えるサビ、コゲ、カビ、そしてシミも関係しています。どこの細胞にもサビ、コゲ、カビ、結果としてシミが

残ってしまうため、重要なのは、過去の習慣とサヨナラしてリセットすることができるかどうかにかかっています。

原因は誰もがやってきているあんな習慣や、こんな食べ方にありますから、特別な方法を取り入れる必要はないというのが、実は救いでもあります。

次からは、**なぜ細胞にサビ、コゲ、カビが起きて、シミまで作ってしまうのか**、その理由を探っていきたいと思います。敵の正体がわかれば対策も立てやすくなります。

サビ

私たちは「サビ」から一生逃げられない

細胞がサビる原因は、放置された金属と同じく「酸化」によるものですが、私たちが酸素を取り込み、たんぱく質や糖質などの栄養素を燃やしてエネルギーを作って活動している以上、酸化から逃れることはできません。**酸化とはすなわち栄養素を燃やすこと**なのです。人間を蒸気機関車にたとえてみましょう。石炭（栄養素）が積んであるだけではエネルギーは生み出せません。酸素を利用し燃やして初めて、私たちの体は動いたり考えたりできるのです。

必要な働きである一方で、酸化は細胞を傷つけてしまう酸化ストレスを招き、酸化ストレスが多ければその分細胞は攻撃を受けてしまいます。しかも、酸化のたびに燃えカスのように、強力に細胞を傷つける活性酸素が発生しやすくなるのですから、踏んだり蹴ったりです。つまり、呼吸をしている限り、活性酸素から逃れられないのです。

活性酸素はストレスの多い環境や酸化した食品を食べることでも生まれ、体内で増え過ぎるとＤＮＡや細胞を酸化させて心疾患やガンなど、さまざまな病気のリスクとなることがわかっています。健康のためと思って始めた運動でも、必要以上に激しい運動をすると、逆に活性酸素を増やしてしまってダメージのほうが大きくなってしまうので、シニアになれば、どんな運動をするかも重要になってきます。

体を元からサビつかせる活性酸素ですが、嬉しいことに体にはちゃんと除去機能が備わっています。耳にしたことがあるかもしれない「抗酸化システム」です。つまり酸化によってエネルギーを作りながら、酸化によって起きるサビを防ぐことをセットで行っているのです。抗酸化システムの性能は若い人ほど高く、子供が夏に日焼けをしても秋にはきれいに元どおり、となるのは抗酸化システムのおかげです。

ところがお肌の曲がり角以降からしだいに働きは衰えていき、50代前後ではちょっと油断して日焼けしようものなら、消えないシミが残ってしまいます。また抗酸化システムが追いつかないほど酸化ストレスが強い状態が続けば、除去機能が間に合わなくてサビが進む場合もあります。

まずは酸化ストレスが現在どの程度あるか、目安としてチェックテストをやってみましょう。

〈あなたのサビつき度チェック〉

□ストレスが多い
□睡眠不足を感じている
□心配事や考え事のせいで寝付けないことが多い
□お惣菜の揚げ物をよく食べる
□賞味期限間近など、古い調味料やドレッシングをつい使ってしまう
□フルマラソンなど疲労するほど激しいスポーツをやっている
□スポーツや外出など紫外線を浴びる機会が多い
□喫煙をしている
□生活リズムが不規則だ
□麺類やパン、ごはんなど糖質ばかり食べている

当てはまる項目が多いほど、活性酸素が多く発生しやすい、つまり**サビやすい状況**

が習慣になってしまっているのです。

活性酸素は死を招く

除去しきれなかった活性酸素が細胞を傷つけると、肌ならターンオーバーが乱れてシミシワが増えるなどのイヤ〜な変化が起きますが、活性酸素は全身どこでも発生しますから、見た目だけの問題では済まなくなってきます。ところ構わず元気な細胞を攻撃して酸化させるため、さまざまな病気の発生に関わってきます。

たとえば体内の脂質がダメージを受けると過酸化脂質となってたんぱく質を変性させ、動脈硬化や心疾患、脳卒中の引き金となり、DNAを損傷させれば、その細胞のガン化が進むことにつながります。また糖尿病患者さんの場合、酸化した糖とたんぱく質が結びつきやすく、終末糖化産物（AGEs）が増えることもわかっています（糖化の恐怖については、次項でも述べます）。

そして、恐ろしいことに**高齢者に多いアルツハイマー病やパーキンソン病では、酸化したたんぱく質が脳に蓄積**していることがわかっており、活性酸素の影響が無関係ではないことを証明しているといえます。つまり活性酸素が増えてしまうと、私たちがなりたくないと思っているさまざまな病気の原因になりうるのです（下の表参照）。

実は脳は体の中でも、最も酸化の影響を受けやすい臓器です。なぜなら、脳の構成成分の50％は脂質、いわば脂（アブラ）だからです。

食用油が酸化しやすいのはご存知かと思いますが、脳も脂ですから同じこと。**酸化**

酸化ストレスが関係する症状や病気の種類

- □シミ、シワなどの老化現象
- □アルツハイマー病、てんかんなど
- □糖尿病性網膜症、白内障など
- □気管支喘息、慢性閉塞性肺疾患など
- □動脈硬化、虚血性心疾患、心筋梗塞、高血圧など
- □胃潰瘍、大腸炎、すい炎、脂肪肝など
- □腎不全、尿毒症、糖尿病、アレルギー、リウマチ性疾患、膠原病、ガンなど

ストレスが多ければ、簡単に脳細胞は老化していくのです。

年の割に見た目が老け込んでいてシミシワが多い人は、見えないけれど体の中はサビだらけ、という可能性も否定できません。

コゲ

摂り過ぎた糖質はあなたを不幸にする

「糖質制限」という言葉は、みなさんも聞いたことがあると思います。最近は「糖質ゼロ」と書いてある飲料や、「糖質量○グラム」と表記してある食べ物も増えてきました。なぜ、糖質を気にかける意識が高まっているのか、それを解説しましょう。

糖質は体を動かすエネルギー源となる、重要な栄養素です。しかし問題になるのは、**つい糖質を摂り過ぎてしまう傾向がある**からです。

糖質を必要以上に摂り過ぎると、代謝しきれずに体内で余った糖がたんぱく質と結びつき、体温で温められて細胞をコゲつかせてしまいます。これを「糖化」と呼びます。小麦粉（糖）、砂糖（糖）と卵（たんぱく質）を混ぜてホットケーキを焼くと、焦げ目がつくことと同じイメージで、細胞が焦げて固くもろくなり本来の機能を果たせなくなるのです。

糖質とはごはんだけでなく、パスタ、うどん、パン、ドーナッツ、おまんじゅう、ケーキやクッキーなどのスイーツ、甘くないけれどせんべいやスナック菓子、清涼飲料水、ビール、日本酒などみなさんの好む食品に多く含まれています。そう、今日のお昼に食べたラーメン、楽しみにしているおやつのシュークリームと甘いカフェオレなどを摂るたびに、あなたの細胞はどんどん焦げていくのです。

しかも、糖化した細胞が酸化するともはや修復ができず、終末糖化産物（AGEs）という処理のできない廃棄物となって体内に残り、そこから活性酸素を出し続けて酸化を進行させます。活性酸素が体をサビつかせることは前述のとおりで、**コゲ（糖化）とサビ（酸化）は常にセットで襲いかかってくる**のです。

糖化＋酸化の破壊力は想像以上

人が食べて生きている限り、酸化同様に常に体内で糖化は起きますが、糖化でダメージを受けた細胞が変性を起こし、さまざまな病気を起こすことに問題があります。

もっと怖いのは、糖化しただけの細胞はまだ改善の余地がありますが、先のとおり酸化して終末糖化産物（ＡＧＥｓ）になると修復が不可能になることです。ＡＧＥｓは一生体内に居座り、細胞を蝕み続けていくのです。

ＡＧＥｓは細胞機能を低下させ老化を進め、さまざまな病気のリスクとなります（図表1参照）。骨の細胞がＡＧＥｓ化すると関節症や骨粗しょう症に、神経系ならアルツハイマー病、心臓や血管なら心筋梗塞や脳卒中など健康寿命を脅かすものばかり

図表1　AGEsの各種病態への関与

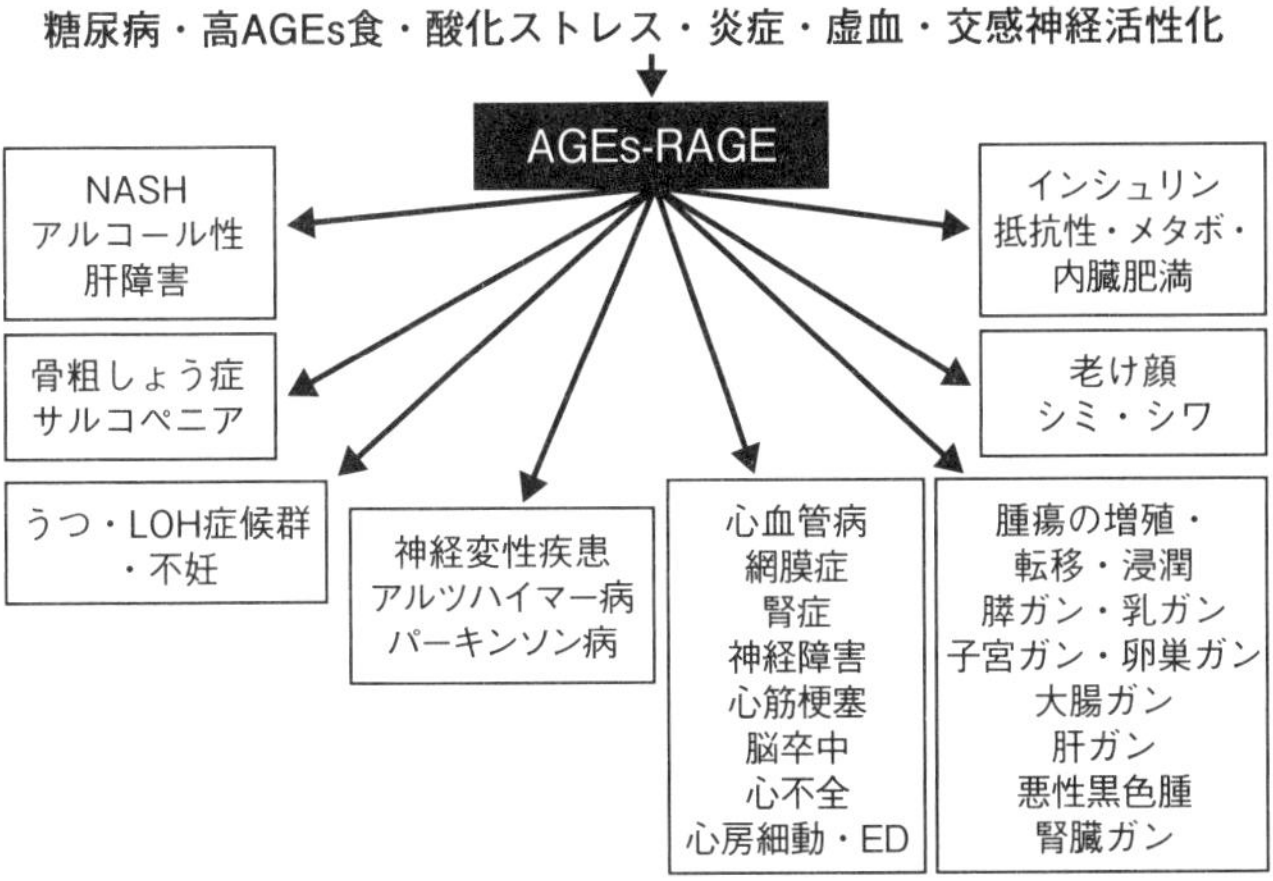

参考：『AGEデータブック』（山岸昌一著，万来舎）より改変

です。

細胞が変性するというのは、ガンのリスクも高まるということです。また命に関わらなくても、シワやたるみ、薄毛、EDなどもAGEsが関係していますから、見た目の衰えを実感することにもなるでしょう。糖化＋酸化によって瑞々しい細胞のひとつひとつが焦げて硬直化し、そこからじわじわと病気が広がるという、まるで目に見えない極悪アメーバのようなものが糖化ストレスなのです。

とくに日本人は全般的に糖質の多い献立になっており、糖化ストレスにさらされやすい習慣が根付いています。欧米人もパンなどを食べますが、メインの肉・魚料理の添えものという位置づけとなっています。

一方、私たちはごはんを食べながらおかずを食べ、カレーライスやパスタ、お好み焼き、うどん＋炊き込みごはんなど、ついつい糖質を摂り過ぎてしまいます。

また、煮物などに味付けと保存のために砂糖を使うことも、糖化を進める一因になっています。もちろん欧米にも糖質の摂り過ぎによる糖化のリスクはあり、実際に肥満や生活習慣病の増加が社会問題となっていますが、それは甘いお菓子類やジャンクフード、ドーナッツやパンケーキと砂糖たっぷりのドリンクの組み合わせなど、日本とは異なる背景も関係していると考えられます。

重要なのは、**「糖化は戻せるけれど酸化したら元に戻らない」**ということ。

たとえば糖尿病の指標のひとつにＨｂＡ１ｃという数値がありますが、これは血液中のヘモグロビンがどれだけ糖化しているかを測っています。つまりＨｂＡ１ｃが高くなれば糖尿病へと進行し、糖化したヘモグロビンは酸化へと駒を進めて、いずれ網膜症や腎臓病などの合併症も起こしかねないわけです。健康診断などでＨｂＡ１ｃを気にしている方ならお気づきかと思いますが、この数値はよくなることがあります。それは食事や運動などを意識した結果、糖化から酸化に進まずに踏み止まることができたからです。しかし何も対策しなければ、知らないうちに糖化から酸化へ進み、AGEsに変わった場合は、この検査ではわかりません。

したがって健診結果で〝問題なし〟と安心している人でも、糖質過多の食生活を続ければ、知らぬ間に体の中はコゲだらけになり、やがて酸化して、ジワジワと病気になっていきます。抗酸化作用は加齢によって低下するため、年齢が高いほど、すでに影響が出始めている可能性も大。まずは毎日の食事が糖質過多になっていないか、次頁のチェックテストで振り返ってみましょう。

糖化リスクで起きる病気の代表格である糖尿病では、心筋梗塞、脳梗塞、腎症、網膜症などの合併症以外にも、多くの病気のリスクファクターとなり、健康寿命が15年短く、死亡リスクも上がり老化が急速に進みます。なんと認知症リスクは2・1倍、うつ病は2倍、ガンは1・2倍、骨折は2・8倍、そして今回の新型コロナウイルス感染症においても、重症化し、死に至るケースが多くみられました。

病気はある日突然なるのではなく、水面下で進行するものです。今ここで食い止めれば、まだ間に合います。また体内の糖化レベルを調べる検査機器（AGE READER）もあるため、気になる場合はぜひ検査を行ってみてください（保険適応外のため自費、導入施設については巻末参照）。

〈あなたのコゲつき度チェック〉

□食べるのが早い
□朝食は食べない
□食事はまずごはんから食べる
□喫煙をしている、または過去に喫煙していた
□アルコール類をよく飲む
□野菜はあまり食べない
□パンや麺類をよく食べる

□丼ものをよく食べる
□甘いものをよく食べる
□清涼飲料（スポーツドリンク、ジュース類）をよく飲む
□つい食べ過ぎてしまうことが多い
□お酒のあとに締めでラーメンをよく食べる
□ストレスが多い
□運動習慣がない
□スナック菓子をよく食べる

当てはまる項目が多いほど、細胞の糖化が進んでいると推測されます。食事内容を見直して、運動を始めるなど生活習慣を変えていきましょう。

知らないうちに体内でカビが増殖中

カビが生えるのはお風呂場など水回りとは限りません。人の体にもカビはつきます。代表的な病気は足白癬つまり「水虫」です。肺にもカビはつき、炎症を起こすのが「肺真菌症」。そのほか「膣カンジタ」や口腔内カンジタもすべてカビです。

ところが季節に関係なく、生活習慣の影響で腸内にもカビが生えることがわかっていて、そのために体にさまざまなトラブルを抱えている人が増えています。

腸内にはいろいろな腸内細菌がおり、腸内環境を整えていることは有名ですが、その中にカンジタというカビの一種がいます。腸内細菌のバランスが安定しているときはよいのですが、バランスが崩れるとカンジタが増えて腸粘膜のバリア機能が低下し、消化吸収、毒素の排出、免疫力といった腸の大切な機能が損なわれてしまうのです。しかもこのカンジタは内視鏡で見てもわかりません。

カビ増殖の原因のひとつは、砂糖など精製された糖質の摂り過ぎです。また糖質のせい？と思われるかもしれませんが、**サビ、コゲ、カビの三大悪の共通点は「糖質過多」にあります。**何と言ってもカンジタは甘いものが大好き。スイーツや菓子パン、ジュースや砂糖入りの清涼飲料水を摂り続けると、その糖分をエサにカンジタがどんどん増殖して、腸粘膜が弱くなりしだいに薄くなります。パンやパスタをよく食べる、ドーナッツやおまんじゅうでおやつタイムといった習慣は、腸内のカビにせっせとエサを与えるようなものといえます。この腸粘膜のバリア機能低下は**「リーキーガット症候群」（LGS）**と呼ばれ、ここ数年注目されている症候群です。

ＬＧＳの原因はほかにもあります。

・鎮痛剤や抗生物質の常用、タバコや酒、カフェインなど刺激物を摂り過ぎる。これらは腸粘膜に炎症を起こし、粘膜が薄くなる。

図表2　リーキーガット症候群

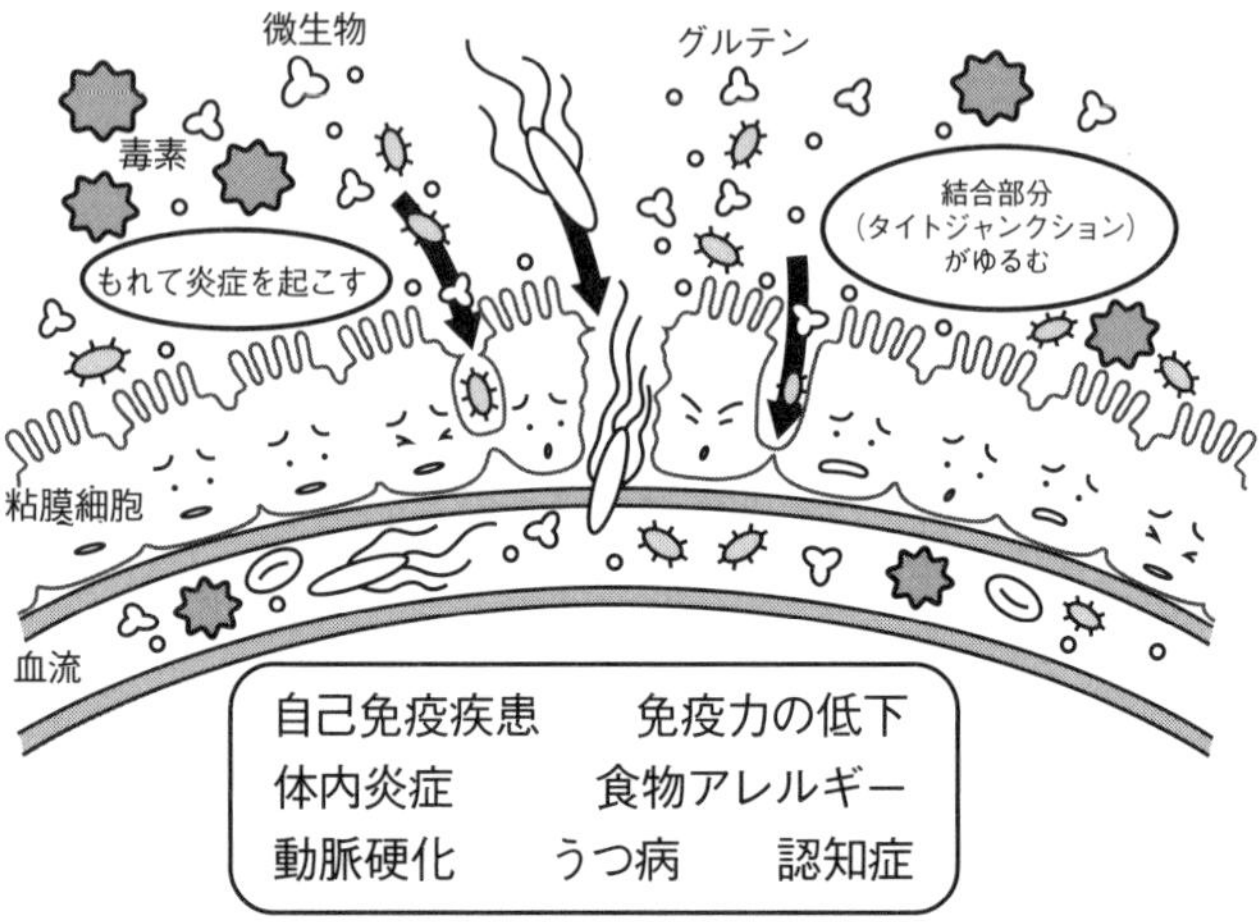

・ストレスが続くと腸内細菌のバランスが乱れ、カンジタが増殖しやすくなる。

　LGSが起きると、次のようなプロセスで体調が悪くなることがわかっています。

①腸から必要な栄養素が吸収できないので、疲労感や頭痛、気分障害、下痢、腹痛などが続く。

②薄くなった腸粘膜は、網目の広がったザルのような状態のため、未消化のたんぱく質が通り抜け、*遅延型食物アレルギーが起きやすくなる。

③異物も容易に体内に入りやすくなり、それを攻撃するために抗体が形成されて関節炎などの自己免疫疾患につながるリスクとなる。

楽しみのために大好きなスイーツを食べていたら、最悪の結末が待っていた、という衝撃の展開が待ち受けているのです。

また栄養素の吸収が悪くなってしまうのに、糖質だけは広がった網目を通り抜けるように急速に吸収されて、血糖値の乱高下が起きます。このため低血糖が起きて、気分が不安定になります。

粘膜が薄くなるということは、粘膜の細胞と細胞のつなぎ目のタイトジャンクションという部分がゆるむことを指します。まさにガット（網目）がゆるむため、よいものも悪いものも出入り自由となって、腸内は無法地帯になるといっても過言ではありません。この網目のゆるみを、「腸もれ」と呼び、リーキーガット症候群はこのことを指します。

影響はまだ続きます。ＬＧＳは腸からの栄養吸収を阻害するだけでなく、栄養素を運ぶたんぱく質を傷つけることがわかっています。そのため、とくにミネラル不足になりやすく、中高年ではマグネシウム不足から不整脈や高血圧の原因になることがあります。心臓に起きた病気の原因を探っていくと、心臓そのものよりも腸の問題に行き着くことがあるのです。

そして怖いのは、弱く薄くなった腸粘膜では大事な働きである解毒作用も低下すること。解毒の最後の砦となる肝臓の負担が増え、肝臓で解毒しきれなかった毒素が全身を周り、あちこちで炎症を起こす火種となっていきます。もし**脳で炎症が起きればうつ病や認知症になりやすくなる**、というわけです。

さらに悪いことに、カンジタが増殖するとアンモニアやアセトアルデハイド、3-オキソグルタル酸といった毒素を出します。それに脳の機能が侵され、ますます甘い物が食べたくなるという悪循環を引き起こし、より一層カンジタが増えていきます。つまり私たちの脳はカンジタというエイリアンよってハイジャックされやすいのです。

心身の健康のためには必要な栄養を消化吸収することが大前提であり、腸が元気でなければ始まりません。食事に気を遣い、サプリメントで補ってもイマイチならば、

「腸もれ」を疑うべきでしょう。**どんなに栄養価の高いものを食べても、炎症の起きたカビだらけの腸では吸収する力は弱くなっているの**です。

〈あなたのカビ度チェック〉

□ストレスがある
□アルコール類をよく飲む
□コーヒーや栄養ドリンクなどをよく飲む
□鎮痛剤や抗生物質を常用している
□スイーツや清涼飲料水など、砂糖をよく摂る
□下痢、腹痛、消化不良、腹部膨満感がある
□頭痛、めまい、耳鳴りが起きやすい
□うつ症状、情緒不安定がある
□倦怠感や集中力の低下を感じる

□鼻水や鼻づまりが起きやすい（気管支喘息である）
□筋肉痛や関節痛、しびれが起きる
□湿疹やにきび、アトピー性皮膚炎がある
□微熱、口内炎、むくみがとれない

当てはまる項目が多いほど、**腸内でカビが増えて体調に影響を及ぼしている可能性が高くなります。**食事や飲み物の糖質や刺激物の摂取を減らして、ストレスなど負荷がかかっていないか、生活習慣を見直していきましょう。

＊遅延型アレルギー……特定の食品を食べて、短時間で症状が出るものを即時型アレルギーと呼ぶが、症状が出るまでに時間がかかるものを指す。そのため原因となる食品の特定が難しく、食物アレルギーとわかりにくい。即時型と遅延型では反応する抗体の種類が違うため、表れる症状が異なる。

腸もれはやがて、脳もれも起こす

「腸もれ」になるカンジタの増殖も怖いのですが、原因となる糖質の中で、小麦粉に含まれる成分「グルテン」についても知っておかなければなりません。

パンや麺類を食べたときのもちもちの弾力感は、小麦に含まれるたんぱく質の一種、グルテンの粘り気から生まれるもので、これが独特の風味や美味しさになっています。

しかし、第二次世界大戦後の小麦を大量生産するために行った「緑の革命」によって品種改良した結果、それまでの小麦とは全く違う小麦になってしまいました。あたらしい小麦に含まれるグルテンの構成成分のひとつであるグリアジンが、腸粘膜のタイトジャンクションをゆるませるという予想もできなかった作用を持っていたのです。

毎朝パンを食べておやつにクッキーやケーキを食べている、当たり前に思えるこの習慣で、グリアジンが細胞膜を刺激してタイトジャンクションをゆるめるゾヌリンという物質を分泌し続けてしまうのです。

ゾヌリンが出続ければ、タイトジャンクションはゆるみっぱなし。常に腸もれ状態となって、入ってほしくない有害物質は通過し放題となって、小麦にアレルギー反応を起こさない体質であっても腸粘膜が攻撃され続ければ、結果的に炎症が進んでLGSになっていくのです。

しかもゾヌリンの害は腸内だけにとどまらず、血液にのって脳へと到達します。もちろん脳にも有害物質が簡単に侵入しないように、血液脳関門（BBB＝blood-brain barrier）という関所があります。ところが小麦粉を食べ続けて分泌されたゾヌリンは、脳の関所すらゆるゆるにしてスルリと通過できるように攻撃をしかけていたのです。**腸もれがある人は、そのうち脳もれが起きて大事な脳に炎症が広がるリスクを自ら招いている**といえます。脳に炎症が広がるということは、認知機能の低下へとまっすぐつながっていきます。これを**リーキーブレイン症候群（LBS）**といいます。

コラム

カビは死んでもカビ毒は残る

カビから吐き出される「カビ毒」という毒素の存在が今、注目されています。

カビ毒は「マイコトキシン」とも呼ばれる物質で、脳の認知機能を低下させることが指摘されています。腸内のカビは体の中で起きた炎症が脳へと侵攻しますが、マイコトキシンの場合は主にカビのついた食品を食べると体内に入り込み、脳神経の働きを低下させます。さらに免疫機能を妨害して誤作動（アレルギー反応など）を起こす、細胞のガン化に関係するなど、決して見過ごすことができないリスクを高めます。

カビの生えた食品なんて食べません!と首を振る人は多いと思いますが、意外な食品にカビ毒が隠れています。

それは輸入のナッツやドライフルーツです。輸入ということは、ほとんどが何週間もかけて船で運ばれることが多く、目に見えなくてもカビのリスクが高くなっています。カビないように防腐剤などによって守られてはいますが、防腐剤などの添加物は体に蓄積すると細胞を傷つける毒となるため、健康のためにナッツを食べていてもせっかくのヘルシー効果も相殺されるかもしれません。しかもマイコトキシンは熱に強く、加熱してもカビ毒が残っているため、輸入のナッツ類は要注意。おやつにナッツを食べるなら、質のよい防腐剤などの添加物の使用が少ないものを選ぶことをおすすめします。

さらに、カビ毒のついた飼料を食べた牛や豚などの肉を食べても体内に侵入し、それは見分けがつきません。この30年で世界の環境と食事が大きく変わってしまいました。その結果、カビ毒を含め、大気汚染や添加物など食べるもの触れるもの、あらゆるところに体にとって害となる物質があふれ、全てをシャットアウトすることは現実的に不可能です。知識としてわかっている場合は、食べない・使わないように心がけ、あとは体内にためないように、排出力を高めることが重要です（有害物質の解毒については第3章へ）。

結局、ちょっとやそっとの毒でも影響を最小限にできる体づくりをすることが、万人に訪れる加齢という避けがたい現象をできるだけ遅らせ、よりよい老後を迎えるための必要条件になってくるのです。

腸内環境とアルツハイマー病との関連性についてはすでに多くの論文が出ており、認知症を専門に診ているドクターたちからは、診療はまず腸内細菌叢《そう》（腸内での安定した菌の生態系）の改善から始めるべきという提案がなされています。

そのメカニズムを説明します。腸内細菌叢が乱れ、カンジタや悪玉菌が増えると腸管壁が破壊され、ＬＧＳが起こります。ＬＧＳが起これば、これまで説明したように免疫の乱れが起きて、全身の慢性炎症を誘発します。炎症は血液脳関門（ＢＢＢ）を破壊し、そこから本来入ってはいけない毒素や抗体が脳内に侵入し、それを排除しようとした脳内の免疫細胞ミクログリアが活性化され、神経損傷とアミロイドβなどの脳内異常たんぱく質の蓄積が起こり、認知症、アルツハイマー病の形成へとつながっていくのです。

つまり、**認知症の原因のひとつは、腸内環境の悪化↓LGS↓LBSへとつながる道**で、これはうつ病や自閉症など中枢神経系の病気の成り立ちと同じといえます。

パン好きのあなた、脳を守るために何をすべきか、もうわかっていますね。

サビ、コゲ、カビの蓄積がシミとなる

28ページで書いたとおり、極悪三兄弟の蓄積が続けば、その後じわじわとやってくるのがシミの影響です。酸化＋糖化が起き、カビ化がそこに重なった細胞は肌、骨、血管、脳などあらゆる部分にうす茶色のシミを残し、体のあちこちに病気の落とし穴をぽっかりと開けることになります。肌ならストレートに大きなシミとなって老け顔が悪化、骨はスカスカの骨粗しょう症に、血管は詰まって動脈硬化などが起きやすくなります。

脳にシミができると神経伝達物質のやりとりが悪くなるため、集中力や思考力の低下が顕著になり、脳の働きはどんどん下がっていきます。しかも脳は全身の機能を集約し、体のどこでどんな働きが必要か調整しているため、脳機能が落ちれば内臓の働きが落ちて食欲が低下する、食べられなくなれば栄養の吸収ができなくなり筋力が落

ちて動けなくなる、そしてついに寝たきりになれば、ますます脳の機能は低下……といった負のスパイラルに陥り、最終的に全身が衰えていきます。せっかく寿命が延びているのに、これでは少しも楽しい人生は送れません。平成28年度の「国民生活基礎調査」（厚生労働省）では、健康寿命を縮める原因の第一位は「認知症」と出ています。

おそらく肌にシミやくすみが多い人ほど、酸化や糖化の影響が長く続いていることから、脳にもシミができているかも？と予測が立ちます。顔のシミは脳のシミチェックのバロメーターとして考えることもできるでしょう。

愛媛大学医学部付属病院抗加齢・予防医療センターの伊賀瀬道也センター長は、「みため」年齢やシミの面積と血管年齢の相関を出しており、「みため」年齢が若い人、シミが少ない人は、血管（体）も若いという結果を出しています。

このシミは脳内であれば21ページでお話しした、アルツハイマー型認知症の原因と言われるアミロイドβのことです。しかも脳のシミですから、肌のように美白化粧水をつけたり、レーザーで消したりできません。

簡単には消えてくれない厄介なシミは、どうすればいいのでしょうか？　人生100年、折り返し地点も過ぎてしまうと、すでにできてしまったシミをどうにかしようと労力を使うのはもうやめましょう。これ以上増やさないようにシミの前段階であるサビコゲカビから体を守ることが、シミ対策になります。

具体的には、必要な栄養をしっかり摂りながら余分なものはすっきり出す、つまり「吸収力と排せつ力」がキーワードとなります。具体的な対処法は、第3章で詳しくご紹介していきます。

この年代が抱える老化リスクはまだある

細胞レベルから老化を進行させて、生活習慣病はもちろんガンや心疾患、認知症まで健康寿命を脅かす「サビ、コゲ、カビ、シミ」の存在がわかりました。

もうこれで嫌なことは終わりにしたいところですが、実はこのほかにも加齢とともに増えていく老化リスクがあります。33ページでお話しした**「死のプログラム」**の発動に関わるものの登場です。体の中は予想以上に複雑、まだまだやらなければならないことは山のようにあります。

①老化の連鎖反応が起きる「フレイル」

老後を考えたとき、自分がいつ「要介護」になるのではないか、という不安がつきまといます。年をとってもできるだけ自立して過ごしたい、そのための予防策として**「フレイル」**という考え方が注目されています。

フレイルとは、**高齢者の身体機能や認知機能が低下して「虚弱」になった状態のこと。**日本老年医学会が2014年に提唱した概念です。フレイルには精神的に弱くなる要素も深く関わっています。たとえば自力で歩けても、退職後に配偶者に先立たれて食事はいつも一人で話す相手もなし、地域との関わりも薄くなった一人暮らし高齢者、といった状態もフレイルのリスクとなります。

フレイルには次のように、3つのパターンがあります。

（1）身体的フレイル　筋力が低下し、運動機能が弱くなってサルコペニア（加齢性筋肉減少症）やロコモティブシンドロームが起きる。

（2）精神心理的フレイル　うつ、物忘れ、軽度認知障害が起きる。

（3）社会的フレイル　外出の回数減、閉じこもり、孤食により社会から孤立。

またサルコペニアが起きると、3つのそれぞれが重なり合って要介護のリスクが高まってしまいます。

そして東京大学高齢社会総合研究機構、飯島勝矢機構長らによると、社会とのつながりを失うと生活範囲が狭くなって孤立する（体を動かさない）↓うつ状態などを招きやすい↓しだいに栄養状態も悪くなり、身体機能が低下して介護が必要な状態まで弱っていく、というようにドミノ倒しのように進行するのです。

さらに新しい概念として、①に含まれる「オーラルフレイル」も問題視されています。オーラルとは口腔内のことで、生活面や精神面の意欲低下などから口腔内ケアが疎かになって歯周病から歯を失うことなどを皮切りに、しっかり噛めないことから食欲低下→噛む力が衰えて食べる量が減る→低栄養になる→舌の筋力も低下して誤嚥が起きやすくなる→肺炎を起こして入院という具合に、こちらも虚弱のドミノ倒しが起きてしまうのです。

フレイルが怖いのは、足腰やあご、舌の筋力などどこかに弱い部分が顕在化すると、**いくつかの要素が絡みあって、次々と衰え始める連鎖反応が起きる**ことです。なかなか自身の衰えに気づくことは難しいため、筋力チェックとしてサルコペニアの自己評価法「指輪っかテスト」（図表3参照）を行うことも有効な予防策となります。

やり方はまず、両手の親指と人差し指で輪を作り、利き足ではないふくらはぎのいちばん太い部分を囲みます。指とふくらはぎの間に隙間ができる場合は、リスク大、ちょうど囲める場合は中程度、囲めない場合はリスク低めとなります。また66ページの「フレイル イレブンチェック」も参考になりますので、フレイルリスクの早期発見のために活用してみましょう。

図表3　サルコペニアの自己評価法「指輪っかテスト」

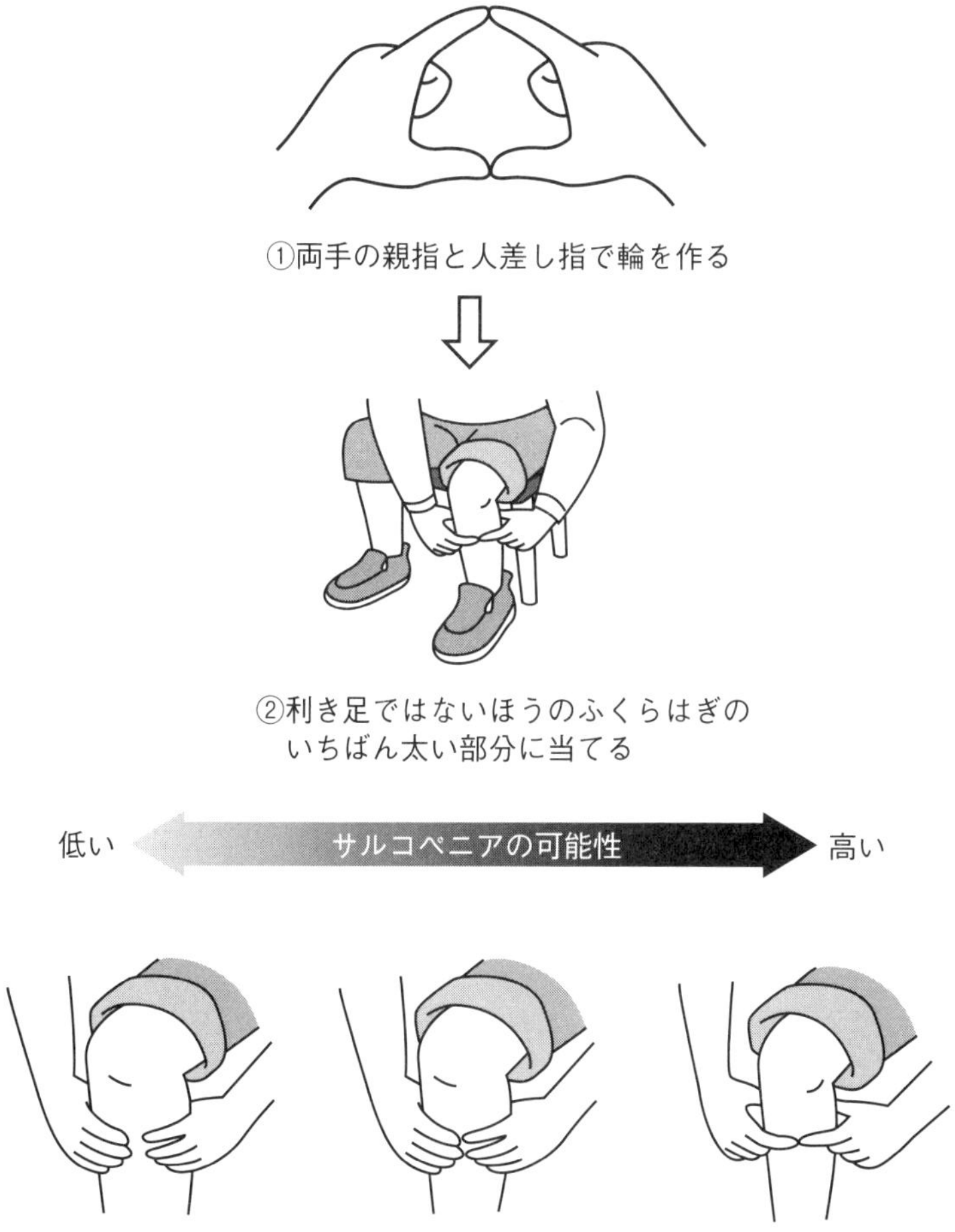

出典：『フレイル予防ハンドブック』東京大学高齢社会総合研究機構

フレイル　イレブンチェック

回答欄の右側に○がついた場合は、要注意です。

①ほぼ同じ年齢の同性と比較して健康に気をつけた食事を心がけていますか　〈**はい・いいえ**〉

②野菜料理と主菜（お肉またはお魚）を両方とも毎日2回以上は食べていますか　〈**はい・いいえ**〉

③「さきいか」「たくあん」くらいの固さの食品を普通に噛み切れますか　〈**はい・いいえ**〉

④お茶や汁物でむせることがありますか　〈**いいえ・はい**〉

⑤1回30分以上、汗をかく運動を週2日以上、1年以上実施していますか？　〈**はい・いいえ**〉

⑥日常生活において歩行または同等の身体活動を1日1時間以上実施していますか　〈**はい・いいえ**〉

⑦ほぼ同じ年齢の同性と比較して歩く速度が速いと思いますか　〈**はい・いいえ**〉

⑧昨年と比べて外出の回数が減っていますか　〈**いいえ・はい**〉

⑨1日に1回以上は、誰かと一緒に食事をしますか　〈**はい・いいえ**〉

⑩自分が活気にあふれていると思いますか　〈**はい・いいえ**〉

⑪何よりまず、物忘れが気になりますか　〈**いいえ・はい**〉

参考webサイトhttp://www.frailty.iog.u-tokyo.ac.jp/

②体にたまった重金属のリスク

体に必要な栄養素を摂っても、あまりその働きを実感できない原因として、腸もれ（52ページ参照）を指摘しました。ひび割れたバケツでいくら水をくんでももれていくのを腸もれとするならば、一生懸命水を注いでいるのにバケツにはふたがしてあり、ちっとも水が入っていかない状態が重金属のリスクです。

中学時代に習った〝周期表〟を思い出してください。（図表4）

元素記号が並んだ表で、外側の原子の配列が同じ元素は同じ縦列に並んでいます。たとえば亜鉛の下にはカドミウム、水銀と並び、これを同族体といいます。外側が同じということは、中身は違うけれど似ているということ。体内に入ったとき亜鉛が働く場所が決まっているのに、カドミウムが先に入ると亜鉛ではなく、カドミウムがは

図表4　元素記号の周期表

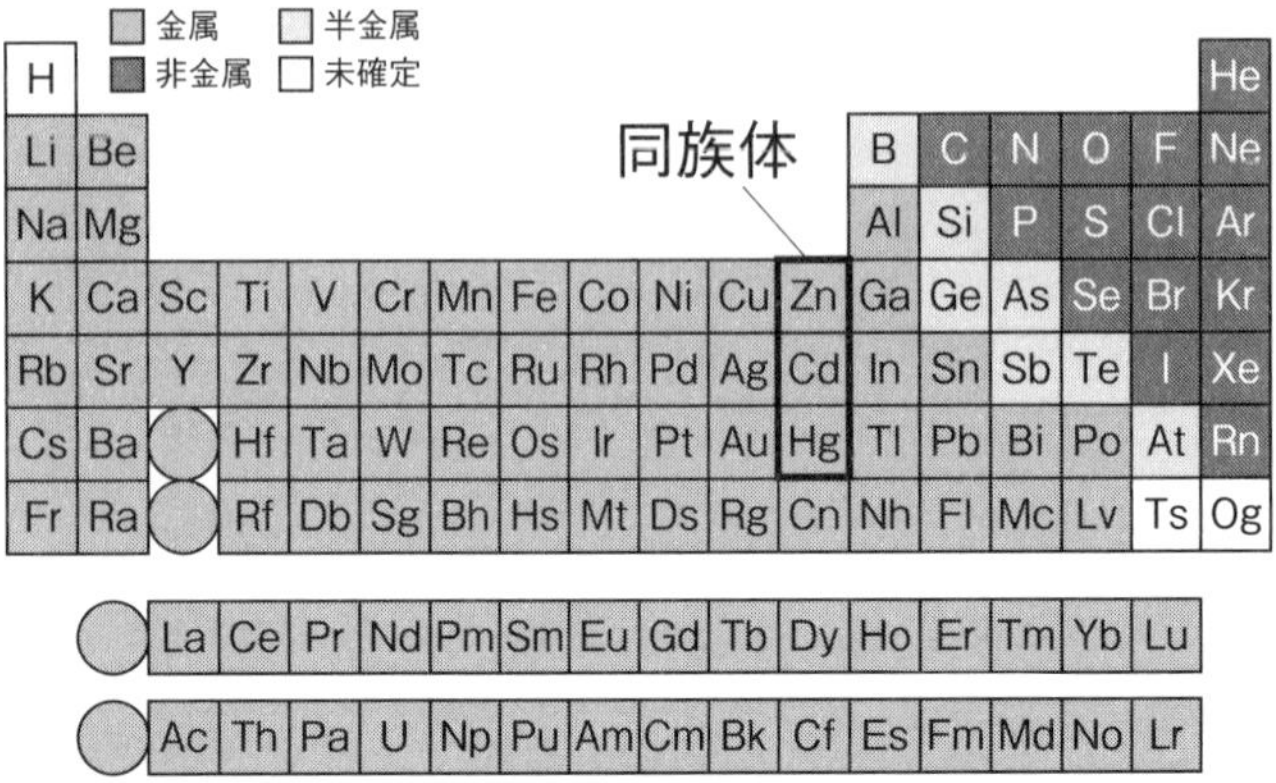

図表5　TCAサイクル

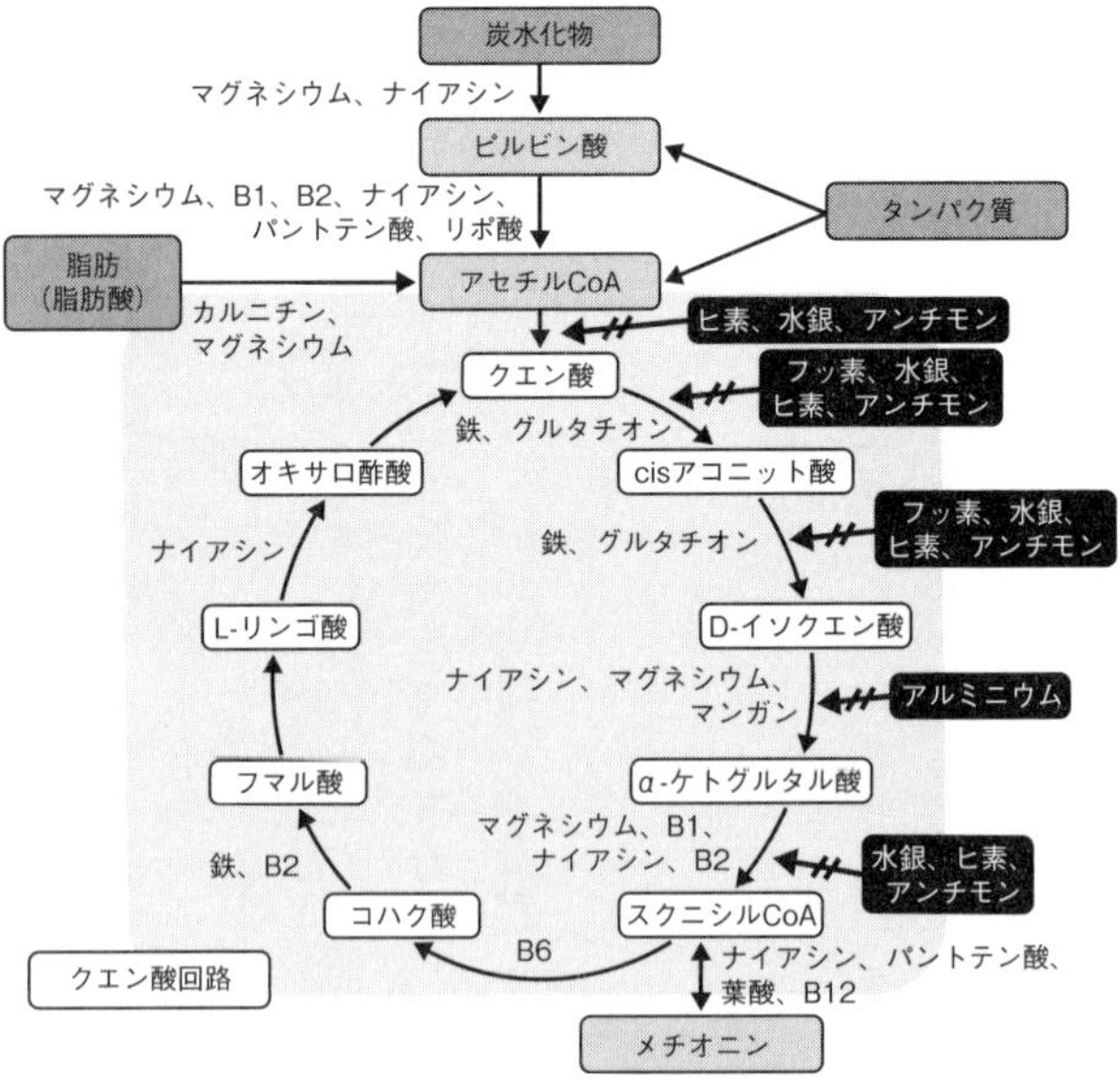

まって亜鉛がすべき働き（体内の酵素活性、代謝に関わる、DNA合成など）を邪魔してしまいます。つまり、亜鉛が座るべきイスにカドミウムがどーんと腰を下ろして居座ってしまうのです。これが重金属の厄介なところで、構造が似ていると完全にマッチしなくても何となくはまれば、**体はこのミネラルがよいのか悪いのか判断できないのです。**

そうすると、本来亜鉛がすべき仕事がまったくなされず、いくら亜鉛を摂ってもまったく効果が出ません。この年代だからこそしっかり摂りたいミネラルの吸収を邪魔しているのが、同じミネラルでも悪い働きをする有害ミネラル＝重金属なのです。

重金属によって影響を受ける代表的な働きには、ＴＣＡサイクルの低下が挙げられます。

ＴＣＡサイクルとは、ミトコンドリアの中にある体を動かすエネルギーを産生するシステムで、多くの栄養素が要所要所で働いて回っています。まるで時計の歯車のように連携してエネルギーを産み出しているのですが、その歯車に必要なミネラルを邪魔して、重金属がはまってしまうとどうなるでしょうか？　そうです、歯車の動きが

図表6　解毒の3つの工程

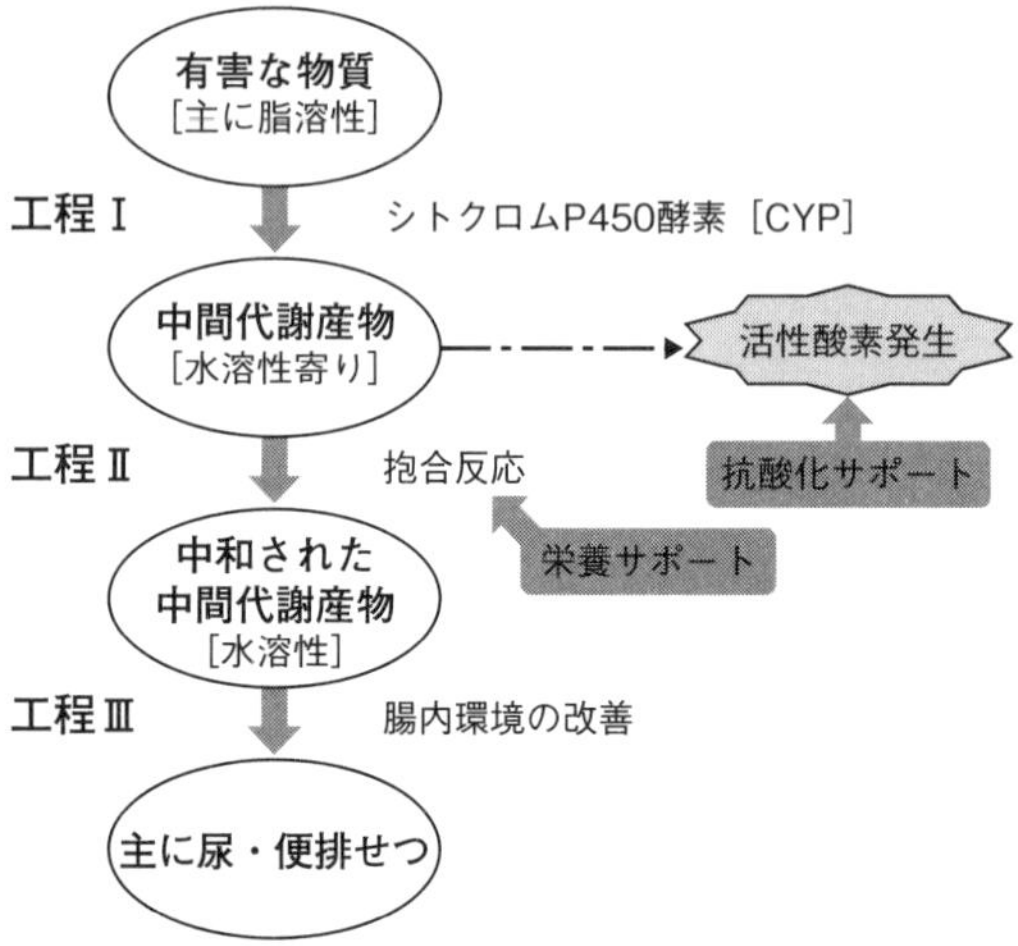

鈍くなる、止まるといった不具合が起きてエネルギー産生の効率が悪くなるのです。食べているのにスタミナが続かない、休んでも疲れがとれない……、こんなときは重金属の影響も考慮したほうがよいのです。

もちろん重金属の影響を抑えるために、肝臓が解毒を行っています。重金属は脂肪に溶け込んで入り込むため、解毒には3つの行程が必要です（図表6）。

第1段階で重金属が溶け込んだ脂肪を溶かして水溶性に変換させ、第2段階ではアミノ酸やグルタチオンといった物質と抱合して排せつできる形にし、第3段階で尿や便と一緒に外に出します。ところが重金属が体内に蓄積し続けると、肝臓の解毒システムも低下して毒素がたまるばかり！　必要な栄養素をいくら摂っても、重金属が働きを邪魔する限り体の機能はうまく回らないのです。

しかも肝臓の解毒システムを動かすには、アミノ酸（たんぱく質の最小単位）、ビタミン、ミネラル、抗酸化物質が不可欠なため、ますます栄養素の必要度が増します。つまり体を作るために栄養素を入れるだけでなく、毒素を出すためにも栄養素が使われるのです。

知らずに大気汚染から吸い込む重金属など、入るもの全てをゼロにはできないのが現状ですから、邪魔モノを出すために解毒に役立つ食べ方や習慣が必要なのです。

体内の必須ミネラルと重金属を知りたい方はオリゴスキャン（セリスタ株式会社）という機器で測定できます（導入施設については巻末参照）。

図表7　主な重金属の種類

有害ミネラル			必須ミネラル
	汚染源	過剰摂取による疾病・症状	主な排せつ栄養素
鉛（Pb）	鉛蓄電池、排気ガス、毛髪染料	貧血、神経障害、全身倦怠感、頭痛、神経発達障害（胎児、小児）	セレン、亜鉛、マグネシウム、カルシウム
水銀（Hg）	大型魚類、歯科用アマルガム（歯の詰め物）、乾電池	腎障害、皮膚炎、消化機能異常、情緒不安定	セレン、亜鉛、マグネシウム、カルシウム
カドミウム（Cd）	生活排煙（ゴム、プラスチック）、タバコ、農作物	腎臓障害、骨粗しょう症、骨軟化症、貧血、脱毛、疲労、高血圧	セレン、亜鉛、マグネシウム、カルシウム
ヒ素（As）	防腐剤、魚介類、ひじき、殺虫剤	色素沈着、皮膚ガン、疲労、末梢神経障害、皮膚角化症	セレン、亜鉛、マグネシウム、カルシウム
アルミニウム（Al）	アルミ器具、制汗剤、ベーキングパウダー	腎臓障害、骨軟化症、疲労、線維筋痛症、胃腸障害	マグネシウム、カルシウム、鉄
ベリリウム（Be）	プラスチック金型、半導体	呼吸器障害、皮膚障害	セレン

③高齢者は深刻な亜鉛不足

亜鉛と聞いて思いつく働きといえば、「抜け毛予防にいいらしい」「味覚に関わる」などをご存知の方は多いと思います。しかしそれだけではありません！　亜鉛の働きはとても多様で、実は生命に関わる、重要なミネラルなのです。

基本的な働きとしては、ＤＮＡとたんぱく質の合成には亜鉛が不可欠で、亜鉛の酵素活性によって２００種類以上の物質が作られています。

もう少し詳しくお話しすると、食べ物から摂った栄養素同士が反応して何かを合成するのではなく、そこには必ず酵素の働きが必要です。酵素の働きには必ずミネラルが必要で、その代表が亜鉛です。

亜鉛酵素が働くことで栄養素同士が化学反応を起こし、体内で利用できる形に変換することができるのです。そのため細胞分裂の活発なところ、例えば、精子や卵子、胎児の成長などは多くの亜鉛が必要です。亜鉛不足が不妊に関係する、と聞いたことがある人も多いかとも思います。抜け毛予防に亜鉛がよいと言うのも、毛根で新しく髪を生やすために活発な細胞分裂が必要だから、という理由があるからです。

ところが年齢が進むにつれて、日本人の血中亜鉛濃度は下がっていく一方で、**高齢者の亜鉛不足**が問題になっています。アルツハイマー型認知症の方は亜鉛濃度が低いことがわかっており、味覚障害や嗅覚障害が起きることで認知症の早期発見につながることがよく知られています。

また、亜鉛にはタイトジャンクション（50ページ参照）をしっかり閉じる働きがあるため、不足すれば先述した腸もれ・脳もれと密接につながるミネラルです。亜鉛不足を解消すれば腸管バリア機能が改善し、腸もれも脳もれも防ぐことになり、認知症予防にもなると言い換えることもできます。

そして今回の新型コロナウイルスの感染拡大でわかったことが、**亜鉛が免疫に深く関わっている**ということです。

亜鉛が不足すると、好中球やマクロファージといった自然免疫細胞の発達が低下したり、異物に対するパトロール機能を担っているＮＫ細胞の働きの低下、獲得免疫のために働くＴ細胞やＢ細胞といったリンパ球の発達や機能が低下するのです。

さらに亜鉛の投与によって腸内細細菌叢が改善し、腸管免疫の向上に役立ち、炎症を制御することもわかってきました。

ビタミンＤやビタミンＣが感染対策によい働きをしているとは知られるようになってきましたが、亜鉛の重要性もこの機会に知っていただきたいです。

亜鉛をはじめとするミネラルは他の栄養素に比べると吸収率が悪く、食事中に含まれる亜鉛の30％しか吸収されません。ですから意識して多めに摂るようにしなければ簡単に不足していきます。また、ストレスが強いと、対抗するために亜鉛を消費してしまうため、睡眠不足や悩み事、過労などはますます亜鉛不足を加速させます。降圧剤、利尿剤、抗生物質、高脂血症薬、抗ガン剤なども亜鉛欠乏の原因となります。現代社会は亜鉛不足と切っても切れない環境といえます。

亜鉛はかき、いわし煮干し、豚レバー、うなぎ、牛肉、羊肉、ごまなどに多く含まれていますが、十分摂れている人はほとんどいません。亜鉛には次ページの表のよう

亜鉛の主な働き

・DNAやたんぱく質の合成に亜鉛が関わる。

・新陳代謝を活発にするため、傷の治りが早くなる、脱毛を防ぐ、丈夫な爪を作るなどに働く。

・神経を落ち着かせてリラックスをもたらすGABAの分泌に関わり、睡眠リズムの安定につながる。

・脳と腸のタイトジャンクションを正常に保ち、有害物質が入らないよう整える。

・味覚、吸収力を正常に保つ。

・脳の神経伝達物質の調整をする。
血中の亜鉛濃度が下がると学習障害、記憶障害、味覚・嗅覚障害が起きやすくなる。
精神状態にも関わり、うつ病や情緒不安定も起きやすい。

・鉛、水銀などの重金属を肝臓で解毒するときに働く。

・たんぱく質、ビタミンC、鉄とセットで働いてコラーゲン合成を促す。

・免疫に関わり、ウイルスなどから感染症を予防する。

・血糖値をコントロールする、インシュリンの合成に必要。

・ビタミンAが働くためにも必要な栄養素。

・腸内細菌叢の改善。

に、体を円滑に回すために多くの働きがあるため、ミトコンドリアの老化が避けられない年代こそ、亜鉛がなければ元気に生きていけないのです。

これからもクリアに過ごすために何をすべきか

認知症になりたくない、寝たきりは避けたい。目の前に迫ってきている健康問題を解決するために必要なこと、それは**体に必要な栄養素をしっかり摂って、働きを邪魔する有害なものを出す**、この2本立てにかかっています。

「体の○○の悩みには△△」、「年齢を重ねても□□で元気に」、とうたう健康法はいくつもありますが、どんなに有効な成分を摂ってもあなたの体がそれを取り入れて使える状態でなければ、その働きを実感することは難しくなります。

たとえるなら、荒れた大地にいくら高価な肥料を撒いても芽は出てくれませんね。まずは石や雑草を取り除き、土を耕して酵素を取り入れ、土壌菌の発育を促し、種を育む大地に整えることから始めないといけないように、健康づくりも同じことが言えます。ですから、入れることと出すことがスムーズにできる体づくり、ポイントは吸収力と排せつ力になります。

この2つが整うと、栄養素の利用効率がよくなり、燃費のよい体になります。

次章では、吸収力と排せつ力を整えるために、知っておきたい重要なプロセスについて、話を進めていきます。

第2章

あなたの脳を健康にするには

体の状態は食べたものが握っている

ちょっと思い返してみましょう。昨日の朝昼晩は、何を食べましたか？　気をつけているようでも、たんぱく質を食べる回数が減った、簡単に調理パンで済ませてしまった、甘いおやつがやめられない……などを続けていれば、老化をあと押しするだけ。食べるものに不自由しない時代だというのに、このような自覚の少ない偏った食べ方のために、栄養バランスが悪くなる人が実は増えており、戦時中の栄養失調とは異なる「新型栄養失調」と名前がついています。しかも必要な栄養が足りていない上に、余計なものをため込む食べ方にもなっていますから、第1章でお話ししたような原因を自分から増やすだけになっています。

そもそも「昨日何を食べたのか思い出せない、ボケたのかしら」などと不安に感じる人であればなおさら、自分が新型栄養失調になっていないか、考えるきっかけと捉えてみてはどうでしょうか。

なぜ、これほど栄養のことばかり強調するのかといえば、**私たちの体は全て、食べ物（栄養素）という材料によって構成されているから**です。あなたの体はあなたの食べたものでできており、材料が十分あれば健康を維持することができますが、栄養に過不足があれば（過剰なものの代表格は糖質）、やがて細胞は衰えて、病気にかかりやすくなっていきます。**健康は栄養次第といえるため、脳の老化を防ぎたいなら必要な栄養素をしっかり摂る必要がある**のです。

脳トレ前にすべきことがある

パッと動いたり、ポンポン！と考えが浮かんだりできるのは、脳内神経細胞同士が情報をスムーズにやりとりをして、AからB、BからCへ綿々と伝わるおかげです。

動作の反応が遅くなったり、冷蔵庫を開けてから「何を取りにきたんだっけ？」となったりするのは、伝達の途中で情報が途切れてしまったために起こる現象のひとつです。

その脳内ホルモンの合成に必要なものこそが、たんぱく質、良質な脂質、ビタミン、ミネラルです。これらの材料がそろわなければ、脳内ホルモンは十分合成できません。そう聞くと、肉や魚介類、野菜をバランスよく食べれば認知症にならないのね！と早合点する人が多いのですが、事はそう簡単には進みません。

もちろん必要な栄養素を過不足なく食べていただきたいのですが、食べた栄養はそのまま脳内に入っていくわけではありません。口から入った食べ物は消化吸収という過程をふまなければ、脳をはじめとする各器官には届かないからです。

重要なのは、食べ物を栄養素として取り込むのは、腸から（吸収される）ということ。だからこそ、脳を元気にしたいならまず腸からアプローチをしないといけないのです。

これはうつ病などの治療で用いる栄養療法の考え方で、薬で症状を改善できても、脳がよい状態を維持できるように栄養が整わないと再発しやすく、結局また薬を継続しなければならなくなるのです。脳内ホルモンを作るための材料（栄養素）を入れて、脳の働きがうまく回るようにするためには、**まず腸の状態を整えて吸収力を高めることが最優先**です。

ドリンクのCMで、『成功のために必要なのは、努力か才能か……、まずは体調でしょ』というのがありました。まさにそのとおり！　脳トレをしても、ウォーキングを始めても、体調を万全に整えるための基礎となる、栄養がそろっていなければ、実感には結びつかないのです。つまり、栄養失調の脳にいくら脳トレで刺激を与えても、簡単に記憶力や判断力がよくなるわけではありません。成功に必要なのは、まず栄養なのです！

私は、**うつ病の原因は炎症と代謝障害である**と考えています。

まず炎症が起こっている場所をつきとめると、それは往々にして腸であることが多いのです。そして食べた栄養素がきちんと代謝されているかどうか、糖代謝、タンパク代謝、脂質代謝が円滑に進んでいるかどうか、それをチェックして治療しないと、うつ病の根本的な解決にはなりません。

栄養満点な脳に整えるには順番がある

この治療のプロセスには続きがあります。

順番として①腸②ミトコンドリア③肝臓④内分泌（ホルモン）⑤脳となり、③〜④の順番は多少入れ替わることもありますが、何があっても腸が最初です。

治療では、まず腸内細菌叢を整え、腸粘膜上皮を丈夫にして腸内環境を整え、栄養素の吸収をよくし、栄養素がうまく利用されていないときは、ミトコンドリアのエネルギー産生機能を阻害する重金属やカビなどの有害物質がないかどうかを調べ、それらを解毒・排せつする肝臓の働きを整えます。さらに、ホルモンの働きに悪影響を及ぼすものがないかチェックし、治療をステップアップさせていって、最終的に脳の機能を整えることがゴールとなります。

本丸を落とすためにはまず外堀を埋め、さらに内堀を埋め、道筋を作ってから最後に本丸に突入するという作戦をとってこそ、成功するのです。最初から本丸に突入しても、自爆するだけです。

この順番はうつ病だけでなく、認知症、発達障害などの中枢神経系の病気、副腎疲労、線維筋痛症といった体の病気の治療プロセスでもあります。

脳のケアも体のケアも、まずは腸内環境を整えることから、もうひとつ付け加えるなら口腔内環境の改善から始まると認識しておいてください。

脳は各臓器に支えられている

脳の健康を考えるとき、脳が全体の司令塔という既成概念をいま一度、見直す必要があります。脳は体の働きを監督する立場ではありますが、さまざまな研究データにより、**脳が中央で仕切っているというよりは、各器官がよりよくスタンドプレイできるように調整している、**という見方が主流になってきたからです。

図表8　脳相関

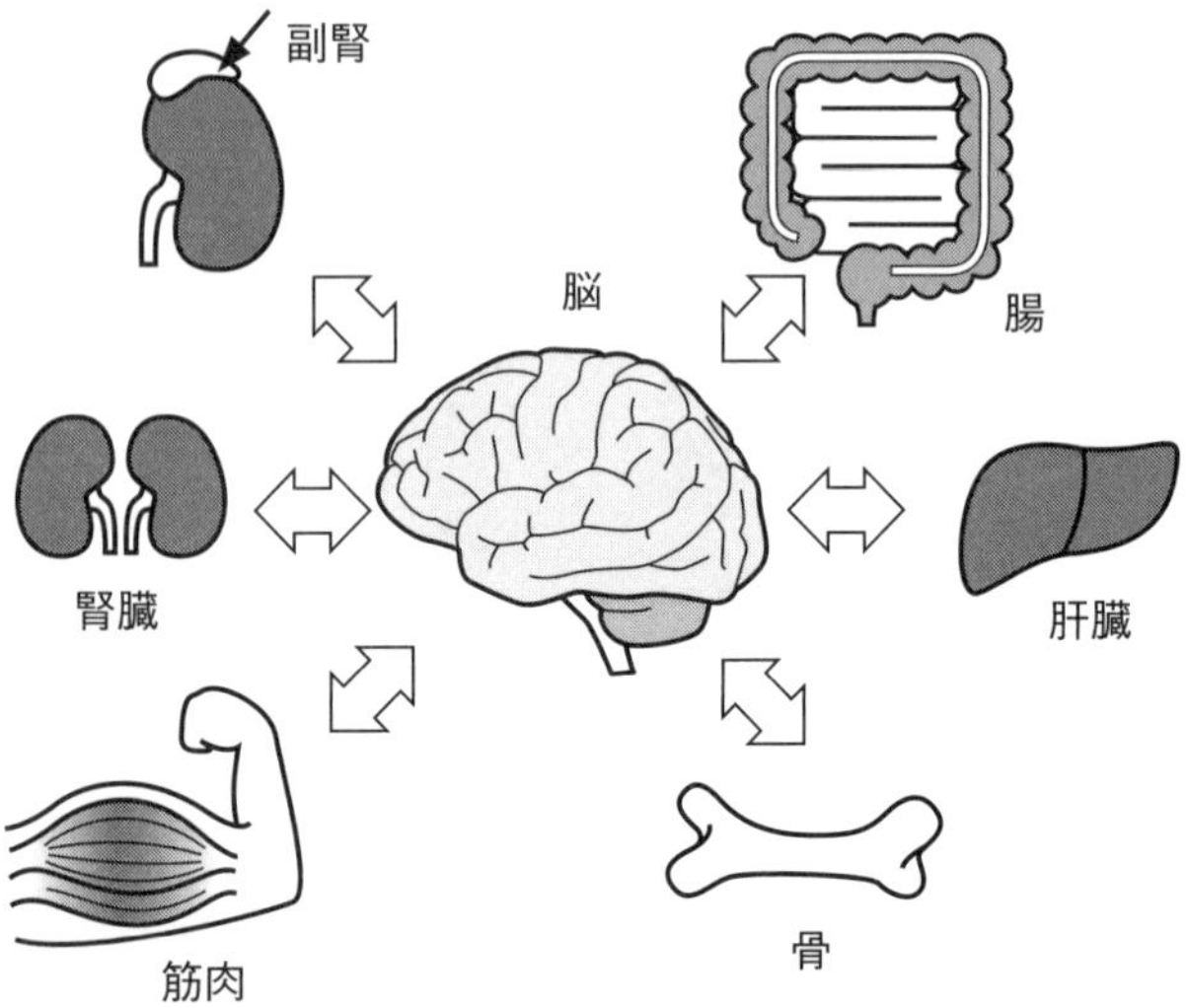

　たとえば、脳と腸の関係を見たとき、緊張すると下痢をする、反対にお腹が痛いと集中力が下がるというように、腸と脳に相互関係があることはよく知られていました。これを「相関」と呼びます。

　これまでは、脳で起きたことは神経を介して腸に影響を与えると考えられてきましたが、さらに進んで、腸内環境が悪化するとダイレクトに脳に影響が及ぶことから、神経だけでなくホルモン的にも双方向で影響し合っているとわかってきました。これを「腸脳相関」と呼び、腸と脳の関係だけではなく他の臓器とも関係あるとされます（図表8参照）。

骨、筋肉、肝臓、腎臓、副腎と脳との間には相互関係（相関）があり、私たちの想像以上に綿密に作用し合って機能しています。

次項からは、各器官と脳との相互関係をひも解いていきます。なぜ脳の健康に腸や骨、筋肉、腎臓などが関係するのか見えてくると、最終的には脳の若返りにつながることが明らかになります。認知症が怖いからといって脳だけに原因をフォーカスするのではなく、全体の関連性を知ることができれば、自分の体をよりよくする道筋が見えてきます。

腸内環境は全身の機能に関わる

腸内環境を整えると病気になりにくい、花粉症には腸の免疫力が関係するなど、腸にはみなさんも聞いたことのある働きがあります。このほかにも、多岐にわたる重要な働きを担っており、毎日腸は大忙しなのです。腸の大切な役割をご紹介しましょう。

腸の役割❶　ビタミンやホルモンなどを合成する

健康のためにビタミン補給が大事と考えて、フルーツを食べたりサプリメントを摂ったりする人も多いと思います。人が合成できないビタミンもありますが、**なんと腸内細菌はビタミンB群を合成している**のです。つまりビタミンB群は地産地消で、不足すると肌荒れや口内炎、口角炎などを引き起こします。また、栄養素をエネルギーに変換させるときにもビタミンB群が働くため、疲れやすい、寝てもすっきりしないときは腸内環境がアンバランスになっている可能性があります。

さらに体を機能させるために、スイッチを入れる役割をする酵素を作ったり、全身の働きに関わるホルモンを作ったりしているのも腸内細菌です。血糖値調整に関係するインクレチンなどの消化管ホルモンも作っています。したがって腸内環境が乱れると、糖尿病になりやすくなります。

また、脳の動きに欠かせない脳内ホルモンも腸内環境の担当です。とくに「ハッピーホルモン」と呼ばれるセロトニンは腸内で90％も作られていて、脳内にあるのはたった2％だけですから、腸内環境が整っていないセロトニン不足からうつ病などの精神疾患のリスクが高まるというわけです。実際、うつ病患者さんの腸内環境を調べると、状態のよくないケースが多いことがわかっています。

腸の役割❷ 栄養素を消化できる形にする

口から食べ物が入り、胃から腸へと消化されていく過程で、人が消化酵素をもっていない植物繊維やオリゴ糖などを分解、消化して**腸内を酸性に保つ短鎖脂肪酸を作るのは腸内細菌の働き**です。

スムーズなお通じに役立つ野菜やきのこ類、海藻類などの食物繊維やオリゴ糖は吸収できませんが、これらが腸内細菌を増やし、身体に役立つ形になってくれます。反対に腸内細菌のバランスが悪ければ、いくらよいものを食べても吸収されることなく便になって出ていくだけなのです。

消化を助けるという意味では、まず消化の入り口は「口」ですから、よく噛むことが大切になります。こんなに頑張っている腸の負担を少しでも減らすためにも、しっかり噛む（目安は30回）習慣を持ちましょう。噛むことで唾液がたくさん出て、炭水化物を消化するアミラーゼという酵素が出ることに加え、脳への刺激ともなります。とくに前頭前野と海馬という記憶に関係する部位が活性化するため、認知症予防にも一役買ってくれるはずです。

腸の役割❸　必要な栄養素を吸収する

前項での消化プロセスがあって、やっと栄養素を吸収できるわけですが、それは腸（小腸）の働きです。長さ約6メートルの小腸は、およそバドミントンコートの半面ほどの広さがあり、腸粘膜の表面にあるひだのような突起（絨毛）から栄養素が吸収されます。

しかし吸収されるといっても、何が入ってもOKというわけにはいきません。そのため、腸粘膜では必要な栄養素はピックアップして、病原体や有害物質は体外に出すという取捨選択の作業が行われており、「神の手」と呼ばれることもあります。そして神の手を操作しているのも、腸内細菌なのです。

腸内細菌のバランスが整っていなければ、神の手も機能低下を起こしますが、原因はもうひとつあります。それが52ページでお話しした、腸もれです。

栄養素は通過OK！　有害物質はブロック！するために、本来であれば腸粘膜の門番である夕イトジャンクションが「関所」の開閉をしていますが、門番のチェックがゆるゆるでは、腸内環境も乱れ放題となり、通行手形を持っていようがいまいがおかまいなしです。**腸内環境の乱れは全身の機能を乱すことにつながり、最終的に脳にも影響を及ぼしていきます。**だからこそ、腸の状態を整えたいのです。

腸の役割❹ 不要なものを排出する

便秘が続くと肌荒れや吹き出物が出ること、ありますよね？　それは体の外に出すはずの毒素が血流にのって、全身をかけ巡った悪い結果のひとつです。

たかが便秘とあなどってはいけません。たとえば尿酸値が高いことで起きる痛風は、腎臓から排出されるはずの尿酸が血中に残って移動し、関節にたまって飛び上がるほどの痛みを起こす病気ですが、大腸も関係していることが最近の研究でわかってきました。なんと大腸からも尿酸は排出されており、便秘が続けば有害物質だけでなく尿酸もたまって痛風にもなりやすい体質になるのです。

食べたあとに出すのは、栄養を除いた残りカスだけでなく、体に悪さを起こす毒素もまとめて出す大事な機能です。自分なりのリズムで出せないということは、腸内に毒素をため込んでいることと同じことといえます。

ちなみに、便やガス（おなら）がくさいときは、毒素がたまって腸内細菌のバランスが崩れているサインです。とくにガスは、本来はほとんどにおわない水素やメタンなどですが、腸内細菌の中で悪玉菌が増えてしまうと、アンモニアや硫化水素などが増えてくさくなります。においが強いときは、腸内環境の悪化と捉えて、改善に努めましょう。

腸の役割❺　有害物質を解毒する

有害物質と言えば、67ページでお話しした重金属以外にも、食品添加物、防腐剤、大気汚染などのほか、アルコール類、治療のために飲んでいる薬も蓄積すると体にとっては同じように健康を害していきます。これらがたまらないように解毒をしている主な臓器が肝臓や腎臓なのですが、陰ながらサポートしているのが腸なのです。

解毒とは有害物質を無毒化して体の外に尿や便などとして出すことで、デトックスという言葉にするとイメージしやすいと思います。前述のような有害物質を体に入れないように努力しても、気づかないうちに入ってきてしまう種類もあるため24時間休まずに肝臓が働いているのです。

しかし、肝臓に有害物質が送られる前に、まず入ってくる場所といえば口からつながっている腸です。そこで腸内の神の手が、大事なものと不要なもの、つまり有害物質を仕分けてして排出することで、肝臓の解毒の負担を減らしています。

ところがこれまで述べてきたとおり、腸内細菌のバランスの乱れや腸粘膜がゆるゆるになる腸もれが起きていると、腸で仕分けできなかった有害物質が血管に流入し、大量に肝臓に運ばれて負担が増えてしまうことになります。つまり腸が元気に働いていなければ、肝臓の解毒システムはオーバーワークになっていくのです。

また、腸粘膜の状態も解毒システムと関係しています。腸粘膜の細胞には、有害物質を探知するセンサーがあり、よくないものが入ってくるとそれに合わせてシトクロムＰ４５０という解毒酵素を誘導させます（70ページ参照）。しかもこの酵素は含鉄酵素なので、鉄が不足していると酵素ができない、つまり解毒ができないのです。さらに酵素自体はたんぱく質から作られますから、ここでも栄養は不可欠なのです。

解毒酵素が働いて無毒化したあとは、専用の出口から排出されてクリーンな腸内を保ちます。麺類やパンばかり食べて腸内にカビが生えていたり、栄養が不足していると、大切なセンサーは機能しなくなりますから、健康的な腸が解毒の第1関門なのです。

腸の役割❻　免疫力を整え体を守る

冬場に流行する感染症や春先の花粉症の対策に、腸内の免疫力をアップという話題もかなり定着してきました。腸には全身の免疫機能の約7割が集中しており、**腸の健康が脅かされれば、免疫力の低下はまぬがれない**と言っても過言ではありません。しかも免疫力は病気から体を守るだけでなく、健康を維持し老化を予防することにも関わっており、生きるためのシステムが免疫力と言うこともできます。

したがって免疫力が低下して風邪などを引きやすくなったときは、腸内環境が悪くなったというサイン。便秘や下痢をしやすい、便のにおいが強い、お腹が張る、ガスが出やすいのも腸内環境が悪化したためで、表裏一体の関係性が見えてきます。

さらに腸の免疫機能を掘り下げると、実に興味深いことがわかりました。

免疫細胞のひとつのリンパ球は、病気から体を守るためにあるトレーニングを行っていたのです。

腸管粘膜リンパ組織から出たリンパ球は、体のあちこちの場所をまわりながら、ウイルスや細菌などの病原体が侵入した場所に合わせてどのように働けばいいのか学習して、また腸に戻ります。リンパ球を軍隊にたとえるなら、外敵と戦うために訓練をし、有事＝病気に備えて待機しているというわけです。この体内を一周して腸に戻ってくることを、「Homing（帰巣現象）」と呼びます。そして腸内環境が悪くなると、Homingがうまく機能しなくなり免疫力が低下することがわかっています。

もうひとつ、腸管免疫には腸内細菌の働きも重要です。腸管からウイルスが侵入するのを次のように防ぎます。
①腸管粘膜のバリアとなり、病原体をブロック。
②病原体が侵入したときは、免疫細胞と協力して、退治するよう働く。

このように腸管には、病原体から体を守る仕組みが何重にもわたって備わっています。最近の研究では、腸内環境の悪化によって腸管で炎症が起きると、炎症が全身に飛び火して心身の病気（うつ病など）の引き金となることが注目されています。

「でも風邪は鼻やのどからひくでしょう？」と疑問に思われるかもしれませんが、気道と食道は隣り合わせ。気道から侵入するときは当然、食道からも入り、胃から腸へと進みます。胃酸にも負けなかったウイルスは、最後の砦となる腸管でブロックできなければ病気になるのです。このように病気にならないように、また老化を緩やかにするために、腸内細菌と免疫細胞が一緒に働いて、免疫の中枢機能としての役割を果たしているのです。

腸内細菌のバランスが悪いと認知症リスクがアップ

体を守ること、それには腸の健康の善し悪しが大半を握っていることがよくわかっ

図表9　腸内環境の悪循環

〈腸内環境が悪くなると全身に影響する〉

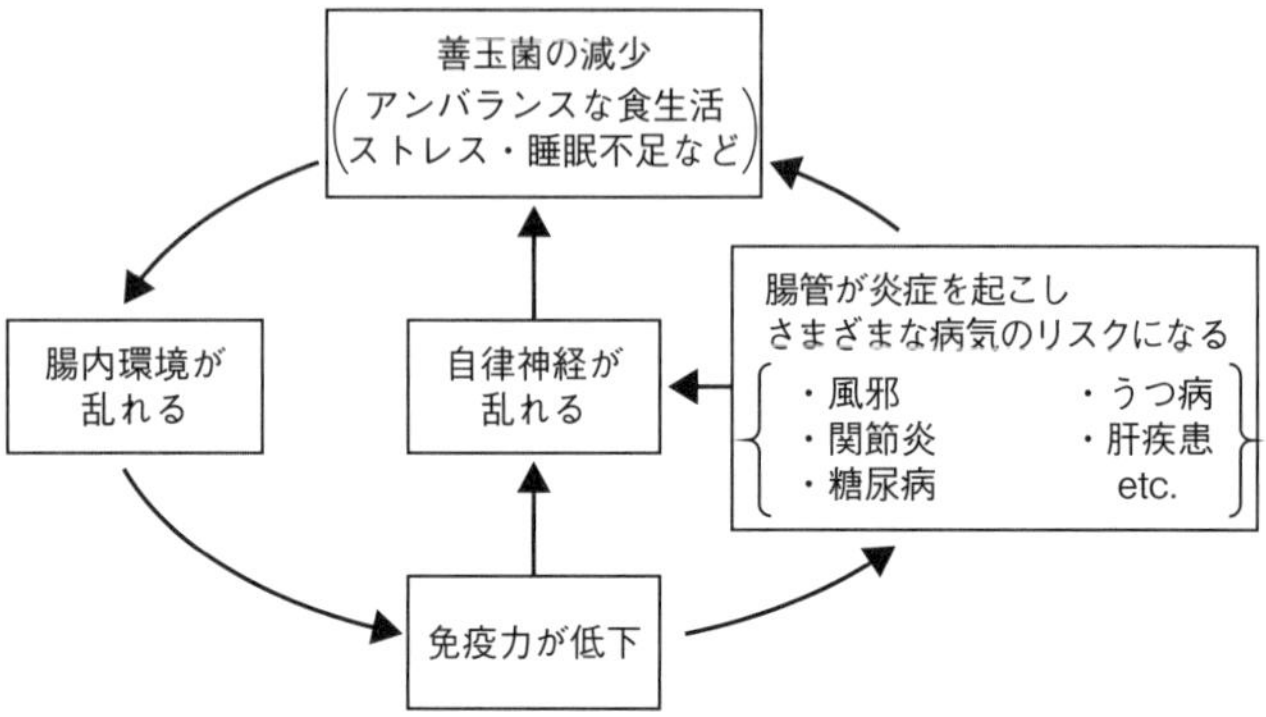

たと思います。そのカギとなるのが、腸内細菌のバランスと腸粘膜の状態です。

糖質過多の食事が続けば、腸内にカビが増えて腸内環境は悪化します（49ページ参照）。腸内には腸内細菌叢といって１００兆個もの細菌や微生物が存在し、消化吸収やビタミン、脳内ホルモンなどの合成、免疫などに関わっていますが、小麦粉や砂糖などの影響で生えたカビをはじめとして、ストレスやアルコール類の飲み過ぎ、人工甘味料などの影響を受けるとバランスが崩れ、これらの重要な働きが低下して全身の機能がダウンすることになります。

腸内細菌のバランスが悪いと認知症にも関係することは、すでに56ページで説明しました。

実際に国立長寿医療研究センターでは、もの忘れセンター外来に受診した男女を対象に腸内細菌叢の構成を調べたところ、認知症の人は腸内細菌の「バクテロイデス」という種類が少なく、かわりに正体不明の腸内細菌が多いことがわかりました。バクテロイデスは感染症の原因菌を取り除く働きを持ち、腸内細菌の中でもよい働きをする種類と考えられるいわば善玉菌です。

バクテロイデスが多い人の認知症の罹患率は、かかる人の約10分の1、バクテロイデスが少なく、正体不明の細菌の多い人は約18倍もリスクが高いという結果が導き出されました。はっきりとした因果関係についてはさらなる研究にゆだねますが、腸内細菌のアンバランスが炎症を引き起こし、その炎症反応は全身を巡って脳にも達し、認知症をも引き起こすのです。これがリーキーブレイン症候群の恐ろしさです。

ヨーグルトだけで腸内環境はよくなるのか？

腸のために毎日、ヨーグルトを食べているという声をよく耳にします。ヨーグルトの原料となる牛乳はカルシウムだけでなく、たんぱく質、脂質、糖質などが含まれた栄養価の高い優れた食品なのですが、牛乳のたんぱく質の一種、βカゼインA1が腸粘膜を荒らして炎症を起こすことをご存知ですか？

腸内環境をよくするために牛乳から作られたヨーグルトを食べ続けていると、かえって腸の健康状態を悪くしてしまう場合があるため、一概にヨーグルトを食べているから大丈夫とはいえません。

腸粘膜の損傷が起これば、タイトジャンクションがゆるゆるの腸粘膜になるリーキーガット症候群になります。腸内環境を良くするには、豆乳ヨーグルトやキムチなどの漬け物類、納豆やみそ、塩こうじなどの発酵食品も活用し、多種類の腸内細菌でバランスを整えていきましょう。

また腸粘膜も肌と同じように老化していきます。年齢を重ねると大腸ポリープができやすくなるのも、腸粘膜の新陳代謝がうまくいかないことが関係しており、これまでの習慣の積み重ねが出やすい臓器です。お肌の曲がり角があるように、腸粘膜にも曲がり角はやってきます。悪い習慣を変えてケアを始めれば、きれいな腸粘膜を取り戻すことも決して不可能ではありません。「腸美人は超美人」と言われるゆえんです。

そして、**腸内環境を整えることは、脳のアンチエイジングと直結**しています。

骨から出るホルモンで脳が若返る

体を支え、内臓を守るだけが骨の役割、と思っていると骨にとっては失礼な話かもしれません。なぜなら、骨には内臓と同じ機能があり、**脳をはじめとする全身の機能に関わるホルモンを、なんと骨が出している**ことがわかってきたからです。

骨からはいくつかホルモンが分泌されており、メッセージ物質として各臓器に司令を出しています。そのひとつ「オステオポンチン」は、免疫細胞の量をコントロールしていて、全身の免疫力を活性化する働きがあります。

また、記憶力に関係する「オステオカルシン」の存在も骨から発見されており、このホルモンが骨から出なくなると、記憶を司る脳の海馬という部分が小さくなって記憶力が衰えてしまうのです。海馬は新しい記憶をストックしておく場所のため、その容量が減ってしまえば、毎日の中で見聞きした内容が覚えられなくなるということになります。さらに、筋力を高める男性ホルモンのテストステロンを増やす働きにもこのホルモンが関係しており、今、骨から出るメッセージ物質の働きに、世界中の科学者が注目しています。

実際に、骨折すると記憶力が落ちるという体験を、私自身もしました。

私はかつて鎖骨骨折、肋骨骨折を経験していますが、その時はまだ40代。記憶力が低下するという自覚はありませんでした。

ところが60歳を過ぎて左脛骨末端を骨折したときは記憶力が落ち、それ以外にも気力、判断力も落ちて反応スピードが格段に遅れるなど、脳全体の機能低下を明らかに自覚したのです。

このとき、「年をとってから骨折すると認知症になりやすい」の意味がわかりました。骨は明らかに脳と関係しているのです。

つまり、免疫力や記憶力、筋力など健康寿命のために必要な力の一部を骨が担っており、骨が元気であれば元気な老後の、本当の意味での「支え」となり、反対に骨が弱くなれば脳も含めて全身が弱くなっていくという、負のスパイラルが起きるのです。

骨の健康＝全身の健康へとつながっています。

骨はカルシウムの貯蔵庫

「骨を強くするならカルシウム」とよく知られるように、骨はカルシウムの塊です。骨を構成するメイン材料であると同時に、体内の機能にはカルシウムが必要になる仕組みがいくつかあり、必要に応じて血液中にあるカルシウムが使われています。

カルシウムが使われる仕組みのひとつには、脳内ホルモンが情報をやりとりするときがあります。イライラすると「カルシウム不足じゃない？」とよく言われるのは、気分の高ぶりを抑えて安定させるために神経伝達には必ずカルシウムが作用しているからで、足りないとイライラしやすくなってしまいます。

また、すい臓から血糖値をコントロールするインシュリンを出しなさい、というスイッチを押すのもカルシウムの働きです。もし糖質過多の食事が習慣になってしまうとどうなるでしょうか？　食べるたびに血糖値が急激に上がります。そのつどインシュリンを出すスイッチを押すためにカルシウムはどんどん使われていき、しだいに血液中から少なくなります。それでも体はなんとかしようと働くわけで、このとき、骨を溶かしてカルシウムを溶出させ、インシュリンを出します。骨はもしもの場合のカルシウム貯蔵庫ではありますが、**糖質に偏った食習慣が続くとストックを使い過ぎて骨をスカスカにしていく**のです。

糖尿病患者さんほど骨折しやすく、そうでない人と比べて1型糖尿病では3～7倍、2型糖尿病では1・3～2・8倍も多いというデータがあります（参考：糖尿病情報センター）。糖尿病になっていなくても、高齢になるほど骨がもろくなる骨粗しょう症が増えて、わずかな段差で転んだだけで骨が折れて寝たきりになり、そのまま認知症に進む例も多くなります。骨と脳の間には、切っても切れない関係があるのです。

そしてさらにカルシウムが不足すると、逆に血管などの軟部組織にカルシウムが沈着し、動脈硬化、高血圧などのような疾病が増えます。これをカルシウムパラドックスと呼びます。それはカルシウムが不足すると副甲状腺ホルモンの働きによって骨から必要量を上回るカルシウムが溶出し、血中に流入して、血管へ沈着するからです。

では、骨を丈夫にするにはカルシウムをたくさん摂ればいいかというと、そう単純ではありません。乳製品からカルシウムを多く摂取する国では、逆に骨折や骨粗しょう症が多いというデータが出ています。これもカルシウムパラドックスのひとつです。理由は他のミネラルとのバランスが悪くなるからです。

とくにマグネシウムとのバランスが重要で、**カルシウムが有効利用されるためにはマグネシウムが必要**です。カルシウムとマグネシウムの比率は2：1が理想と言われていましたが、最近の研究では1：1がベストとされています。牛乳中のマグネシウムはカルシウムの10分の1であり、このアンバランスによって逆に骨が弱くなるのです。ミネラルはバランスよく摂ることが重要です。

ちなみにマグネシウムを多く含む食材でおすすめは、**アーモンド、わかめ、干しえび、納豆、木綿豆腐、ごま**などです。これらも併せて積極的に摂りましょう。

骨密度は十分なのに骨折する!?

骨の健康の目安として、骨密度を意識している人も多いと思います。健康診断のたびに骨密度を測定して、問題なしだから大丈夫！と思っているあなた、実は骨密度だけでは骨の強さは決まらないのです。

骨の構造を鉄筋コンクリートの建物にたとえましょう（図表10）。セメント＝カルシウムの濃度が骨密度で、もしもセメントを減らしたコンクリートを使ったら、もろくて建物は崩れやすくなるでしょう。薄めたセメント、つまり低い骨密度は脆弱だからです。ところが骨密度が高いのに骨は弱いことがあり、骨の強さには「骨質」も関

図表10　骨の構造（鉄筋コンクリートにたとえた場合）

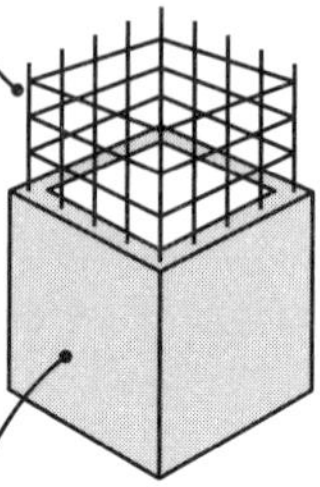
鉄筋＝コラーゲン
実は「骨質」を左右する
とても大事な要素
セメント＝カルシウム（ミネラル）
「骨密度検査」でわかるのはココだけ

わっていることがわかってきました。

骨質とはいわゆるセメントを支えている鉄筋部分で、これがないとセメントは定着しませんし、揺れに対してもろく、簡単に折れてしまいます。つまり**骨密度と骨質がそろってはじめて、丈夫な骨になる**のです。骨密度に問題がなくても骨折するのは、鉄筋の骨質が劣化しているからなのです。

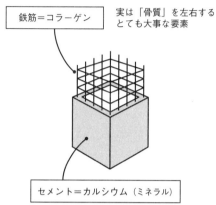

骨質が劣化する大きな原因はズバリ、糖質過多の食生活にあります。過剰な糖質が骨を壊すというと驚くかもしれませんが、糖化が起きるからです。糖化とは摂り過ぎた糖質が体内でたんぱく質と結合し、細胞

図表11　骨折と生存率の年代的な違い

〈骨粗しょう症性骨折：生命予後が悪くなる〉

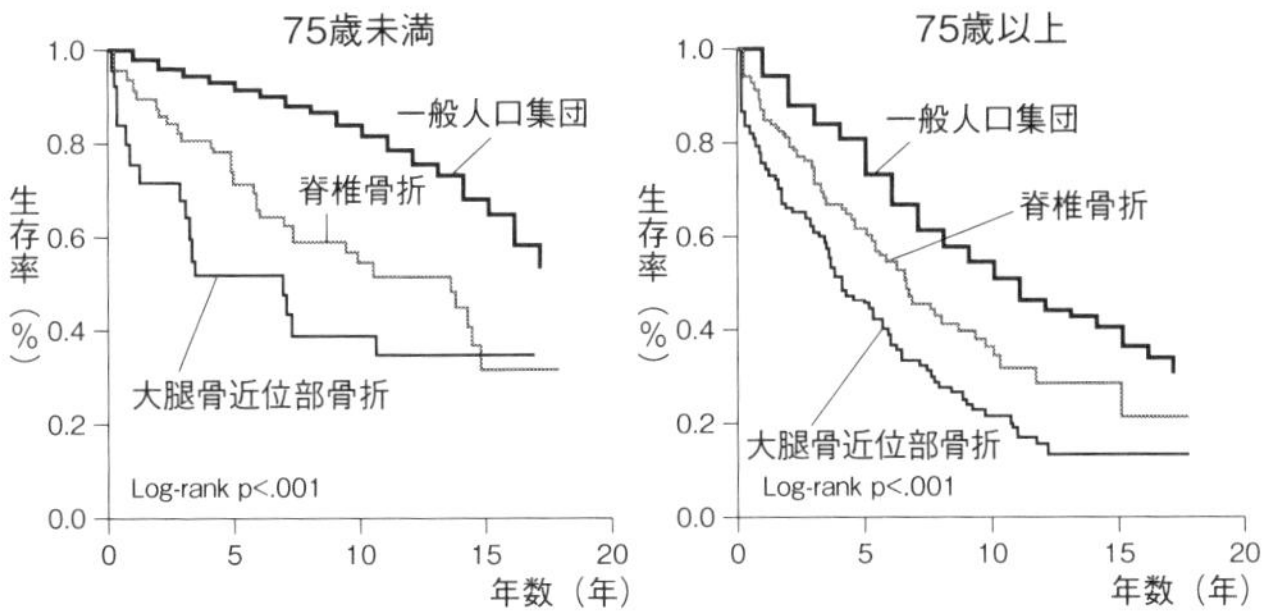

	脊椎骨折	大腿骨近位部骨折
5年生存率：	70%	50%

死亡のリスク上昇→7〜8倍

出典：Bliue D et al.：JAMA 301：513-521, 2009号
藤原佐枝子：臨床画像 25(8)：822-827, 2009

がうす茶色に焦げて固くなることです。骨質はコラーゲン、つまりたんぱく質でできているため、糖化の影響を受けやすい部位。大友整形外科の大友通明医師によれば、骨折した患者さんの手術をすると、白いはずの骨が褐色になっている人がいるそうです。

　高齢者が骨折すると、あとの生存率が低下するため、骨の健康と健康寿命は深くつながっています（図表11参照）。**糖質の摂り過ぎは骨を溶かし、骨そのものもコゲつかせることになる**のです。

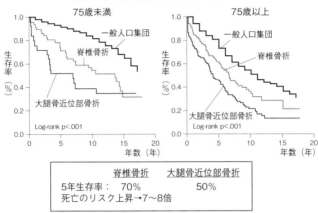

筋肉を鍛える（筋脳相関）

筋トレでボケ防止も夢ではない

運動習慣が健康によいことはよく知られています。動かさなければ筋肉はどんどん衰えてしまうので、寝たきりにならないためにも筋肉を鍛えることは高齢化社会のキーワードのひとつといえます。

筋肉は体を動かすために働きますが、今、**筋肉が出す物質にさまざまな働きがある**ことが盛んに研究されており、筋肉を鍛えると全身によい影響がもたらされる可能性が次々と指摘されています。

中でも注目されているのが「マイオカイン」という物質で、運動により筋肉からマイオカインが出ると、うつ症状の改善に役立つという研究データがあります。

脳機能に関して、もともと運動をすると筋肉からの司令で記憶に関わる海馬の働きを高める物質（脳由来神経栄養因子＝ＢＤＮＦ）が増えることがわかっており、筋肉から出る物質が海馬へ働きかけることで記憶力や認知機能がアップすることは言われてきました。さらに研究が進んだ今、ニューフェイスのマイオカインと脳との関係が注目されており、２０１６年頃から研究される件数が増えるようになりました。

実際のところ、うつ病患者さんの血液を調べると、ＢＤＮＦの血中濃度がそうでない人より低いことから、筋肉から出る物質と脳機能の関連性は無視できないトピックとなっています。

実はこのＢＤＮＦは、腸内の善玉菌が産生することが報告されています。ＢＤＮＦは新しい神経細胞の形成力、既存の神経細胞を守り、神経細胞同士の結合（シナプス）を促す働きがあります。ＢＤＮＦの減少はアルツハイマー病の原因の1つにも上げられており、オメガ3脂肪酸のＤＨＡ摂取で増やすことが知られていますが、腸内細菌のバランスにも依存していたのです。

また、運動によって筋肉がつくと男性ホルモンのテストステロンの分泌もよくなり、脳内ホルモンのうち、やる気や判断力を高めるノルアドレナリンの合成が増えます。その結果、認知機能もクリアになるという嬉しいおまけがついてきます。テストステロンは男性に多いホルモンですが、女性ホルモンのエストロゲンはテストステロンから変換されていくため、筋肉量に違いはありますが運動の効果に大きな男女差はありません。

運動習慣で免疫力もアップ

筋肉から出る物質は、まだあります。マイオカインを発見したデンマーク・コペンハーゲン大学のベンテ・ペダーセン博士による別の研究では、運動しているときに出るマイオカインの1つ「IL-6」というサイトカイン（生理活性物質）が、メタボリックシンドロームが引き起こす生活習慣病の改善によい働きをもたらす、と発表されました。

メタボリックシンドロームとは内臓脂肪型肥満があり、さらに高血圧、高血糖、脂質代謝異常のうち2つが組み合わさり、動脈硬化や心筋梗塞、糖尿病などにかかりやすい状態を指します。しかもメタボリックシンドロームになると内臓脂肪からさまざまなサイトカインが過剰に出て免疫細胞が暴走しやすくなり、それが全身の血管を傷つけていって心筋梗塞で倒れたり、糖尿病が悪化したりする危険性が高まるのです。

やはり**筋肉を維持することも、健康寿命の必須項目**といえるでしょう。

年をとっても〝筋肉は裏切らない〟

筋肉は動かさないとその機能が鈍くなり、しだいに筋肉量が減っていきます。また、年齢とともに筋たんぱく質の合成能力や成長ホルモンの分泌も低下し、若いときのように筋肉の材料となる動物性たんぱく質を十分食べられなくなるため、材料不足にもなっていきます。このほか、高齢になると呼吸循環器系の衰えから、ちょっと動くだけで息切れをして、長く歩いたり運動したりすることが億劫になります。するとしんどいから動かない↓筋肉量が減る↓余計に動けなくなる、という悪循環に陥ります。

高齢化が進み、介護が必要になったいちばんの原因は「運動器の障害」という調査結果があり、それが最近話題になっている**「ロコモティブシンドローム（以下ロコモ）」**のことなのです。

ロコモとは筋肉、骨、関節などが衰えて膝や腰が悪くなり、将来歩けなくなる状態のこと。ロコモはある日突然なるわけではありません。運動器が衰える過程で、**「サルコペニア」**という状態が起きるからです。「サルコ」は肉「ペニア」は欠乏というギリシャ語が語源で、「加齢性筋肉減少症」とも呼ばれます。この症状は25〜30歳から少しずつ始まり、放置しておくとロコモや骨粗しょう症の原因となって、将来寝たきりになるリスクが高まります。若ければ安心、とは言い切れないのです。

サルコペニア有病率は60歳以上の日本人男性の52・8％、女性は27・2％と言われています（第27回健康医科学研究　助成論文集より）。

怖いのは動けなくなるだけでうつ病のリスクが高まることです。寝たきり状態になるような筋力では脳の機能や気力が低下し、認知機能も一緒に衰えていくのです。

登山家の三浦雄一郎さんのように、筋力がある人は体力もあって活動的、食べる力（咀嚼、消化吸収）も元気です。裏を返せば、筋力を維持できていれば健康寿命が延びる可能性が高まるわけですから、少しでも早く改善することが今できる最善策です。某テレビ番組のキャッチフレーズをお借りするなら、**「筋肉は裏切らない」**のです。

筋トレの後には、2時間以内にたんぱく質とビタミンDを摂ると、更に筋肉が増えやすくなります。

肝臓をいたわる（肝脳相関）

24時間休まず働く肝臓

肝臓を大事にしましょうと聞くと、お酒をたくさん飲む人の話と思うかもしれませんが、下戸の人も決して無関係ではありません。私たちが元気でいられるのは肝臓の働きのおかげであり、肝臓の働きの低下は場合によっては命に関わることもあるからです。肝臓の重要な3つの働きについて、図表12とともに見ていきましょう。

肝臓の働き

①代謝や備蓄

図表12　肝臓の働き

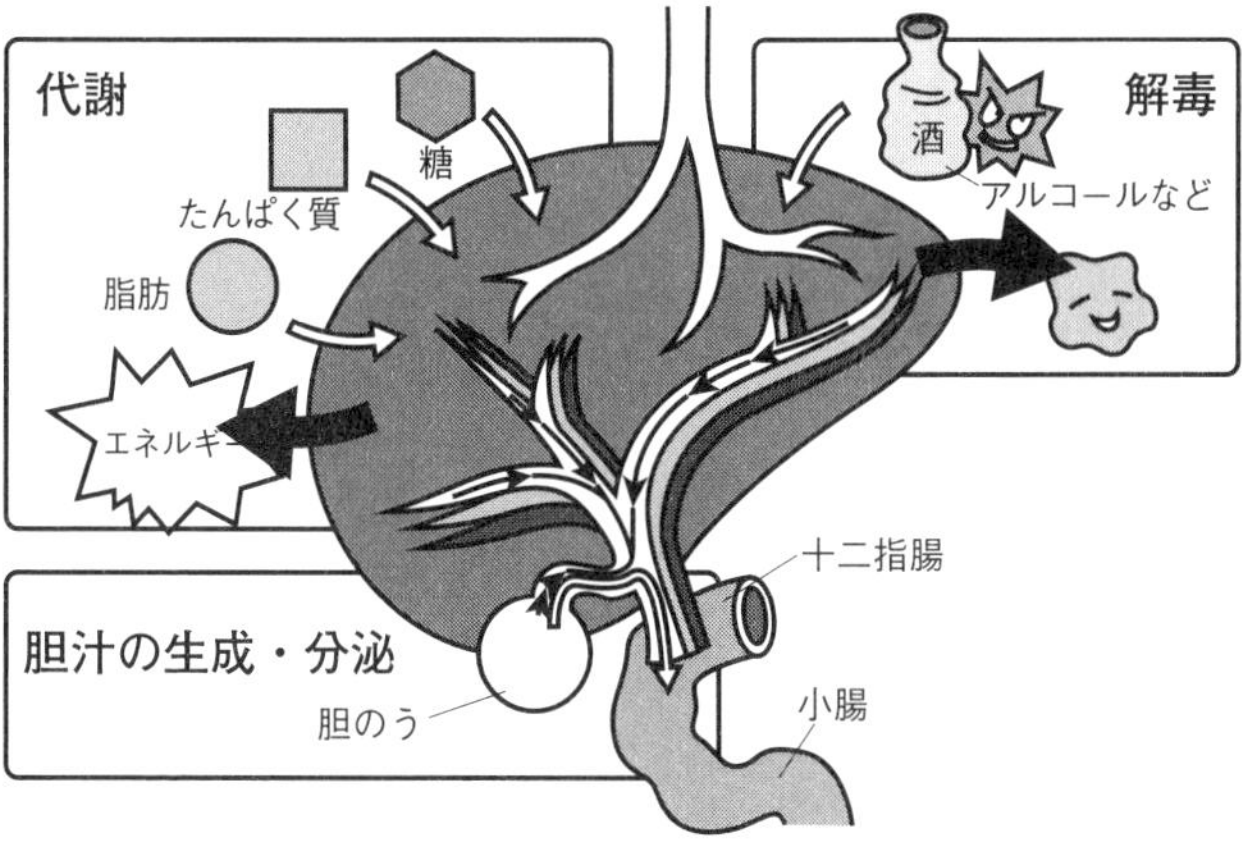

体に必要な栄養素は腸から吸収されて門脈を通り、肝臓に入ってたんぱく質、脂質、糖質が合成されてエネルギーとなり、余った分は蓄えられる。栄養を製造し仕分けして発送し、備蓄もする工場のような役割がある。

②解毒作用

お酒や添加物、薬品、大気汚染などから体に取り込まれる不純物の解毒を行う。

③胆汁の生成や分泌

胆汁を作り脂肪の吸収を助け、老廃物や余分なコレステロールを排出する。

ところが肝臓の働きは年齢とともに低下

し、お酒の飲み過ぎや添加物の多い加工食品に偏った食生活などが続くと、どんどん疲弊してしまいます。まるで、疲れているのにノルマはどんどん増やされ無理をして働き続ける、ブラック企業の社員のような状態に肝臓はなっていくのです。

また、②の解毒は腸の働きとセットで機能しているため、やはり腸内環境が整っているかどうかにかかってきます。

腸内環境が悪くなれば肝臓も共倒れ

解毒の働きは70ページの図表のとおり、3段階のプロセスを経て行われています。とはいえ、肝臓の解毒システムの前には、腸内の「神の手」解毒システムによってある程度は無毒化されているはずで、肝臓の作業をできるだけ減らせれば全体の解毒がスムーズに進んでいきます。それなのに、**腸内環境や腸粘膜の状態が悪ければ、(毒素は)解毒作業が終わらないまま肝臓に入って、一からやり直しになってしまう**のです。

しかも便秘になっていたら、どうなるでしょうか。せっかく排せつできる形にしたはずの便は腸内に居残り、便に含まれる毒素が再吸収されて、また最初から解毒することになるのです。その間にも新たに体内に入ってきた有害物質の解毒をしなくてはいけませんから、肝臓はどんどん疲弊していきます。

まだ悪いことは続きます。腸内環境が悪化すれば腸内で悪玉菌が増加するため、肝臓が作る胆汁酸が悪玉菌の影響で変化し、毒性の強い二次胆汁酸になります。これは大腸ガンの誘発因子となることがわかっています。

これで終わりではありません。解毒しきれなかった毒素の一部は、血流にのって脳に到着します。小麦のグルテンによって血液脳関門を破壊された脳は「脳もれ」を起こし、そして毒素は脳に入って炎症を起こし、うつ病や認知症をはじめとするさまざまな精神疾患の原因のひとつになっていくのです。結局、腸内環境が悪く「腸もれ」を起こしていれば、「脳もれ」も起きている可能性は高く、毒素がスルリと脳内に入り込んで悪さをした結果が脳の炎症となります。またしても、肝臓で起きたことの元をたどれば腸から始まっており、最終的に脳にまで及ぶのです。

倒れるまで気づいてもらえない悲しい運命

炎症の背後で起こっていることについて、もう少し詳しくお話しします。解毒しきれなかった有害物質などをはじめとして、体に負担をかける物質の影響が続くと細胞ではさまざまな炎症反応が起きて、まるで山火事がどんどん延焼するように、ふもと（腸内）で起きた火事が頂上（脳）にまで徐々に燃え広がっていくのが、炎症反応の怖いところです。

腸内で炎症が起きると、腸のリンパ組織が活性化した結果によりさらに毒素が増えて、片付けるために肝臓の異物処理係であるクッパー細胞が頑張って働いてくれます。

クッパー細胞は、異物や毒素を細胞内に取り込んで消化分解や再利用を行っていま

図表13　肝臓炎症の広がり

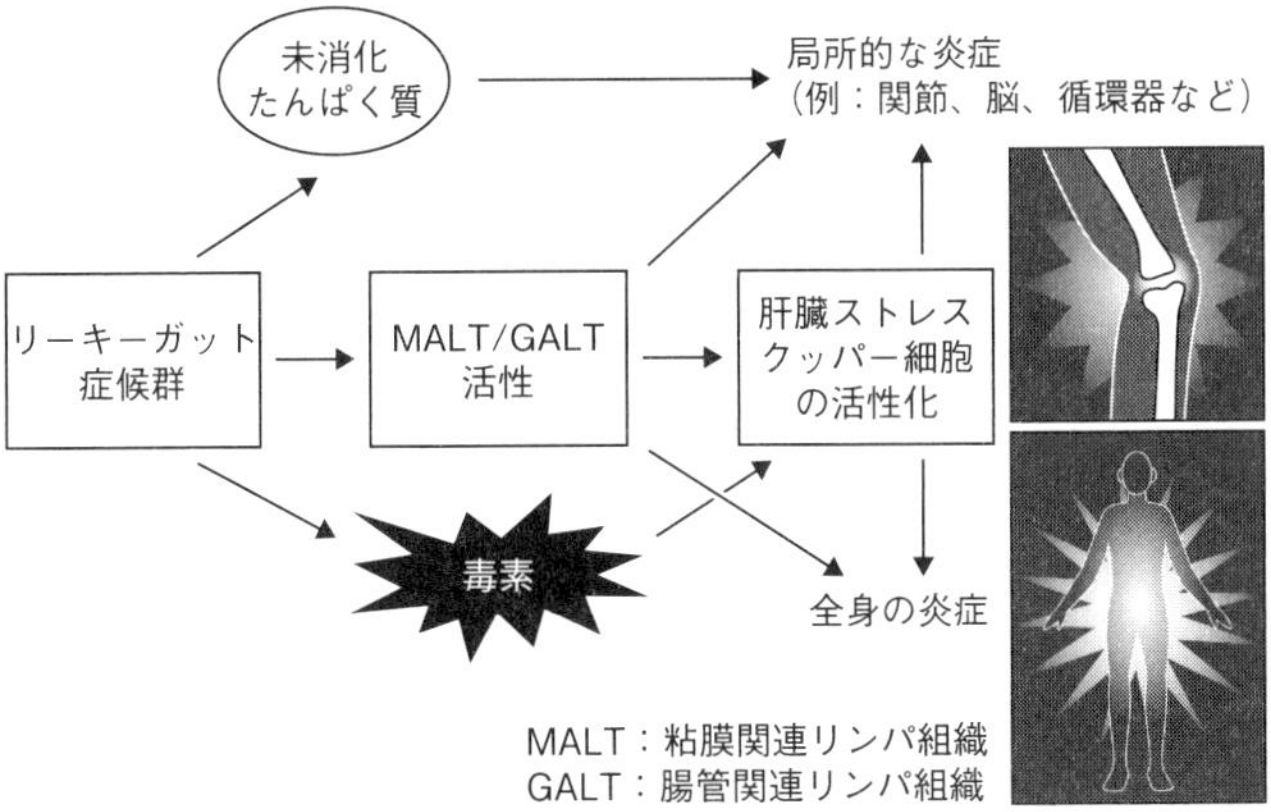

出典：株式会社MSS

すが、それだけではなくサイトカインも産生し、免疫反応を制御します。しかし、処理が追いつかず、活性化してサイトカインをたくさん放出すると、サイトカインは暴走して体のあちらこちらの組織に炎症を起こしてしまうのです。

腸からあふれ出る毒素が多ければ結局、クッパー細胞を必要以上に活性化して、炎症が脳まで到達してしまうのです。

しかしこれほど重要な働きをしているのに、肝臓は無理をして、負担がかかっても不調を自覚しにくい特徴があり、**「沈黙の臓器」**と呼ばれています。気がついたときには……とならないよう、肝臓をいたわる習慣を始めると、同時に腸や脳をケアすることにもなります。

肝臓をいたわるには、重金属や添加物などの有害物質を体の中にできるだけ入れないことと、解毒を助ける栄養素（71・72ページ参照）が必要です。

腎臓の通りをよくする（腎脳相関）

排せつ以外にも大事な役割を持つ

腸の最終的な役割が便を作ることなら、腎臓は尿を作るところ、と認識されているかと思いますが、腎臓と脳の働きにもちゃんと相関関係があります。腸や肝臓の解毒がうまくいかなければ、毒素が脳に影響を与えるとすでに書いたように、尿として排せつするはずの毒素を腎臓が取りこぼしてしまうと、同じように脳の働きを低下させます。さらに腎臓には次のように体を支える役割があり、**腎臓の機能が衰えれば巡り巡って脳の老化を招きます。**

腎臓の働き

①血液中の老廃物を取り除く
②体内の水分とミネラルを調整する
③血液中の酸とアルカリを調整する
④ホルモンを作る

腎臓の機能は命に直結する

腎臓には尿を作るだけでなく、体の働きに欠かせない重要な働きを担当しています。もしもこれらの機能が低下してしまえばどうなるか、もう想像がついていますよね？　体のあちらこちらに不具合が起きて、何らかの病気の原因を招くことになります。その不具合はまるで、ドミノ倒しのように連なっていきます。たとえば、

・老廃物を出せなくなると、全身に毒素が回る。
・ミネラルの調整機能が低下すると筋肉の収縮が悪くなって、脳の働きが落ちる。
・赤血球を作る機能が低下すると、体の隅々まで酸素が届かなくなって脳機能も低下する。
・電解質のバランスが崩れると、高血圧や不整脈、心不全などを起こしやすくなって、死に至るリスクが一気に高まる。

縁の下の力持ちのような腎臓の働きはあまり知られていませんが、重要だからこそ腎臓は左右にひとつずつ、ペアで静かに働いているのです。

ストレスは最大の敵

腎臓は血管が多く存在する臓器で、血流量の低下はそのまま機能低下につながります。血流量が低下する最大の原因といえば、ストレスです。**ストレスが続けば自律神経のうちの交感神経が過剰に緊張して、腎臓内の血流が低下してしまう**のです。

そもそも臓器の血流量は、睡眠中に高まるようになっています。睡眠中は体を横にしているので重力の影響を受けず、また副交感神経優位になっているので、血管が拡張し、臓器の血流が増えて末梢まで血液が運ばれやすいのです。眠っている間に増える血流にのって、栄養素や酸素が細胞に運ばれて細胞の再生や修復作業を行います。

そのため、夜更かしなどの緊張状態が続いてしまうようなストレスが多い場合には、腎臓の働きが落ちて、最終的には脳にも悪影響が表れます（ちなみに肝臓も血管の多い臓器のため、腎臓と同じことがいえます）。

健康に過ごせるのは、腎臓をはじめとする各臓器が老化現象に負けないように頑張って働いているおかげです。そしてそれぞれの臓器の働きと、脳の機能の連携なしには、健康を維持することは難しいのです。

腎臓の通りを良くするためには、ストレスを減らし、自律神経を安定させ、腎血流量を高めることが大切です。**入浴、温泉、マッサージは手軽にできる腎臓ケア法**です。もっともおすすめは温泉旅行。温泉はミネラルもとれてデトックス効果もあり、腎臓リラックスには最適です。

副腎を守る（副腎脳相関）

現代人の副腎はお疲れぎみ

副腎と聞いて、どんな働きをする臓器か知っている人は少ないでしょう。ところが副腎の働きに負担をかけ過ぎている人が増えており、うつ病かと思ったら「副腎疲労症候群」（133ページ参照）だったというケースも少なくないのです。

左右の腎臓の上に乗っかっているのが副腎ですが、決して腎臓の「副（サブ）」の働きをしているわけではありません。いちばん大切な働きはストレスに対抗して体を回復させ、生命維持に関わるコルチゾールというホルモンを分泌すること。しかもコルチゾール以外にも50種類以上のホルモンの分泌に関わり、ほかのホルモンを分泌する甲状腺などの部位が機能するベースとなるのも副腎の役目です。つまり副腎の働きが低下すれば、あっという間にホルモン分泌が滞ってしまうため、体の機能としては、むしろメインで働いているといえます。

その重要な働きには、次のようなものがあります。

副腎の働き

①血糖値を保つ
②血圧を上げる
③免疫機能を保つ
④性ホルモンを分泌
⑤日内リズムを作る
⑥ストレスに対抗するコルチゾールを分泌する　など

体はストレスを感じると通常より負荷がかかり、補うために余計にエネルギー産生しようとアミノ酸やビタミンC、ビタミンB群、鉄、カルシウム、マグネシウムなどが多く使われて栄養不足が起きます。そしてコルチゾールの分泌にはビタミンCなどの栄養素が必要なため、さらに栄養素が消費されます。したがって**ストレスが長引けば副腎は疲弊して、コルチゾールが十分に分泌できなくなる「副腎疲労症候群」へと進む**わけです。副腎がお疲れ状態になると風邪を引きやすい、寝起きが悪くなるなど、自覚できるサインがあります。

とくに血糖調節の働きが悪くなると、体は血糖値を上げようと糖質、つまり甘いものが欲しくなるので要注意！　手っ取り早くエネルギーに変換できるグルコースを脳が欲するため、疲れると甘いものに手が伸びてしまうのですが、上記のとおり消耗している栄養素はアミノ酸やビタミン、ミネラルのため糖質だけでは補充できません。しかも急上昇した血糖値を下げようとインシュリンが分泌されるとき、インシュリンを出す命令スイッチを押すのがカルシウムの役割のため（105ページ参照）、疲れたときに甘いものを食べるのはカルシウムを無駄使いする悪い習慣であり、疲れた副腎への栄養補給にすらならないのです。

副腎が働かないと炎症が消せない

腸内に広がった炎症が消せないと、脳まで広がって脳の働きが低下するとお話ししたとおり（120ページ参照）、炎症の火消しには副腎も働いています。

コルチゾールはストレス対抗ホルモンであると同時に、炎症を止める重要な働きがあるため、腸に炎症が広がればそれを抑えるために働き、風邪を引けば侵入してきたウイルスに対抗して働き、花粉症などのアレルギーのときには、これを抑制します。つまり炎症を止めるための消火栓の役割を持っており、負担が増えていくと消火栓から水が出なくなる＝副腎疲労症候群になってしまうわけです。

みなさんも経験があると思いますが、仕事などで忙しく気を張って頑張り続けたけれど、やっと仕事が片付いたと思った途端に風邪を引いてダウンするというパターンがあります。これはストレスに対抗するためにコルチゾールを出し続けて対処はしていたものの、仕事が終わったときにはコルチゾールの分泌が足りなくなり、簡単に風邪を引いてしまったわけです。

なんとかギリギリのところで持ちこたえていたのは、体は多少のストレスでは簡単に倒れないように、残り少ない栄養素を消費しながら維持しようと働くからです。このように、体が一定の状態に保ちつづけようとする傾向を「ホメオスタシス」と呼びますが、ついに栄養素を使い果たしてホメオスタシスの破綻がやってくると、初めて強い自覚症状が表れます。風邪を引くなど体に出る症状だけではなく、やる気や集中力が低下する、うつ病っぽくなるなど心に症状が出ることも多くあります。つまり**「バッテリー切れ」**の状態です。

老化が進み、脳を傷つけていく

消しきれなかった炎症反応は、便秘や下痢などの腸内環境の悪化、高血圧、糖尿病のリスク、不眠、気力や体力の低下、うつ状態など、体と心にあらゆる不調をもたらします。

脳にも炎症が届いてしまうのですから、当然、物忘れや思考力や集中力、判断力の低下といった認知機能に悪影響が表れます。炎症によって細胞から働きが悪くなるため、ずばり老化が進むともいえます。

とくに副腎が関係するのは、記憶を司る**「海馬」**です。ストレスに対抗するためにコルチゾールの分泌が増えてしまうと、体を守ろうとする一方で海馬を傷つけてしまいます。これはアルツハイマー型の認知症とは異なる認知機能の低下で、副腎疲労症候群を適切に治療することで改善することができます。

ストレスフルな現代では、副腎は体を守るために休む暇もなく働き続けています。倒れてしまってから治療を始めても、回復には思った以上に時間がかかるため、副腎を労うためにストレス対策を考えるのなら、バッテリーランプがチカチカと点滅し始めたら休息だけでなく枯渇する前に栄養素を補給すること。ちゃんと食べてから休まないと、バッテリー切れを知らせるランプは点滅したままなのです。

脳は支えられて動いている

腸、骨、筋肉、肝臓、腎臓、副腎が担っている重要な働きのおかげで、私たちの心と体は安定し、元気に楽しく生きられることがわかりました。しかも脳の指揮下で他の臓器が働くというよりは、これらの臓器の働きに支えられて脳が本来の機能を果たせるという面が多くあります。つまり、脳とこれらの臓器

副腎疲労症候群とは？

副腎とは左右の腎臓の上にある小さな臓器で、体がストレスにさらされたときに対抗するためにコルチゾール（副腎皮質ホルモン）を分泌して体の状態を保っています。しかし強いストレスが続くと、多くのコルチゾールが分泌されてオーバーワークとなり、副腎は疲弊してコルチゾールを出すことができなくなります。この状態を副腎疲労症候群といいます。

実はうつ病と副腎疲労症候群は訴える症状が似ており朝起きられない、気力が出ない、午前中は元気が出ない、風邪を引きやすいといった症状が重なっており、診断が難しい病気です。

しかし原因は副腎の疲弊ですから、脳の働きは二次的に落ちたに過ぎません。ですからうつ病治療のアプローチだけでは限界があり、適切な体の治療が必要になります。詳しく調べるには、この病気の専門窓口を設けている医療機関への受診をおすすめします。当クリニックでも検査ができます。

には持ちつ持たれつの関係があり、**脳だけ健康になれば万事ＯＫではなく、個々の臓器がスムーズに働いた土台の上に、脳の大切な働きが乗っている**というイメージです。

土台を整えなければ強固な建物は建ちません。それぞれの臓器との連携プレイがあってこそと認識し、臓器のケアをしていきましょう。

腸を整えれば脳も整い、骨を強くすれば脳も強くなります。**セットでケアをすれば、セットでよくなっていきます。**第3章からは、毎日の生活の中でどうすれば腸も骨も筋肉も肝臓も腎臓も副腎も元気になれるのか、ご紹介していきます。

第3章

【実践編】

何を食べるか・何をやめるか

自分ができそうなことから始めてみよう

脳を老化させる「極悪三兄弟」の影響をできるだけ減らすために、なにも珍しい食材を取り寄せたり、特別な運動をスタートしたりする必要はありません。

これまでお話ししてきたように、糖質を食べ過ぎないこと、体を酸化から守る栄養素を意識して食べることを心がけ、脳や臓器の大切な機能を邪魔する有害物質を入れずできるだけ体内から出すことなど、毎日の生活習慣の中でついやっていたよくないパターンを変えていくことで、少しずつよい方向へと導くことができます。

あれもこれも直そうと一気にやり出すと、途中で息切れを起こして結局は続けることができなくなります。

まずは本書の第3、4章を参考に「これならできそう！」「まずはこれだけやってみる」という具合に、ひとつずつ取り入れていきましょう。

菓子パン1個では戦えない

朝食は、ごはん派かパン派で好みの分かれるところですが、2019年に農林中央金庫が20、40、60代を対象に調査したところ、ごはん派58・7％、パン派72・4％（複数回答）という結果になったそうです。

年代にかかわらずパン派は増えているようで、「簡単にすぐ食べられる」「ごはんを炊くのは面倒だから」という感覚にマッチしているのでしょう。また調理パンや菓子パンの種類も豊富になっており、コーヒーと菓子パン1個で、超簡単に朝ごはんを済ませる人も少なくありません。

でも、ちょっと待ってください！　脳をはじめとする体の機能に重要な栄養素は、たんぱく質、良質な脂質、ビタミン、ミネラルなのに、薄切りのハムやわずかなレタスではとても、とても足りません。しかも、クリームやチョコレートなどが入った菓子パンでは、砂糖と小麦粉で糖質過多のダブルパンチとなり、第1章でお話しした、細胞をコゲさせる食習慣のあるあるパターンになってしまいます。

朝食の目的は、前日の夕食から何も食べていないエネルギーゼロの体に栄養を入れることです。そして食べることで体温が上がり代謝も活性化して、体が目覚めて活動モードへと切り替わります。しかも、脳内ホルモンを合成するたんぱく質などの栄養素をしっかり摂ることで、脳も覚醒してシャキッと動き出します。

したがって、**菓子パンでササッと朝ごはんを済ませても、脳も体もボーッとしたままで、起きているようで実はぼんやりしたまま**になります。

食事は**たんぱく質のおかずをメインに組み立てる**のが基本！　献立にたんぱく質のおかずを2種類入れたいので、たとえば目玉焼きに納豆ごはん、キャベツとわかめのみそ汁という具合です。卵と納豆でたんぱく質2種類が、簡単にクリアできます。

どうしてもパンを食べたいときは、ふすまパンや大豆粉のパンを選び、たんぱく質のおかずを同様に2種類食べます。朝は忙しいと思いますので、鮭缶、さばの水煮缶、ゆで卵、蒸し大豆、プロテインパウダー、豆乳ヨーグルトなどを活用すれば手間を減らしても栄養はしっかり摂れます。焼き魚なども、今はコンビニなどで温めるだけのものがありますから、焼き鮭、みそ汁、ごはんに冷や奴をプラスすれば、定番の和定食もあっという間に整います。

ラーメン、うどんは地獄への入り口

私のクリニックは五反田駅から歩いて7分ほどの場所にあり、大きな通り沿いには多くの飲食店が並んでいます。ファミリーレストラン、コーヒーショップ、居酒屋などいろいろありますが何より驚くのは、ラーメン、うどんなど麺類のお店が多いこと！　働く世代が多いエリアということもあり、安くて早く食べられる麺類が人気なのでしょう。

しかし、小麦粉が原料ですから腸内環境を荒らすグルテンを食べることになり、いとも簡単に病気に近づくことになります。

さらに恐ろしいことに、ランチタイムは麺の大盛り無料、ライス無料など、これでもかと糖質たっぷりのサービス付きです。私から見れば、これから部活に向かう高校球児でもあるまいし、これでは午後からの仕事に気合が入るどころか、パソコンの前でウトウト、になる姿が見えてきます。

小麦粉に含まれるグルテンは「腸もれ」の主犯です。お腹も空いているから大盛りサービスでラッキー！と思っていると、細胞はどんどん糖化してコゲついていき、シミへまっしぐら。もれなく心筋梗塞や動脈硬化、糖尿病、高血圧、そして認知症と病気のおまけもついてくるため、アンラッキーと言わざるをえなく、ラーメン店ののれんをくぐれば地獄への入り口に向かうことになるのです。

麺類はランチでたまに食べるくらいにして、たんぱく質のおかずをメインに食べられる定食屋さんを選びましょう。このとき、ごはんを少なめにするか、体内への吸収が緩やかで血糖値を急上昇させにくい雑穀米に変えるのがコツです。おすすめメニュー例は、ハンバーグに豆腐のみそ汁、または煮魚と豚汁など**たんぱく質のおかずを2種類以上**です。

麺類のお店ばかりで食べるものがない！と外食で困ったときは、次のように置き換えて選びます。まだお米のほうがグルテンの害を避けられます。

・パスタ↓リゾット
・うどん↓十割そば（たぬきそば×　きつねそば〇　天ぷらそば×　月見そば〇）
・ラーメン↓ビーフン、フォー

置き換えにプラスするポイントとして、糖質を摂り過ぎないように量は少なめを頼み、かわりに肉や魚介類、卵などをプラスしてたんぱく質不足にならないようにします。そのため、天かす入りのたぬきそばが×で、卵が入った月見そばは〇なのです。とくに小麦粉とオメガ6脂肪酸の悪魔のセットをさらに揚げてAGEsたっぷりにした天かすは、絶対にNGです。

家のランチで麺類を作るときは、糖質制限に役立つ豆腐原料のそうめんや白滝、大豆麺、こんにゃく麺などの低糖質麺を代用すれば、グルテンを避けることができます。最近の低糖質麺はかなり改良され、美味しくなっています。海外のアスリートやセレブが食生活を「グルテンフリー」に変えた話は枚挙にいとまがありませんが、その理由がおわかりになったのではないでしょうか。まさに**グルテンはNO！**とするのが、これからの食の新常識となっていくでしょう。

それでもどうしてもラーメンやパスタなどが食べたい方は、巻末におすすめの代替食品リストを紹介しましたので参考にして下さい。

タピオカ女子は老けるのが早い

ティラミス、ナタ・デ・ココ、生キャラメル……、ブームになったスイーツは数多くありますが、最近の記憶に新しいのはタピオカでしょう。瞬く間に行列に並んででも食べたいスイーツとなって、街行く女性の手にはタピオカミルクティーがあり、あちこちにお店がオープンしていました。

ケーキやパフェのボリュームに比べるとドリンクなので、甘いものを食べてしまった罪悪感が低めなのかもしれませんが、タピオカの原料はキャッサバという熱帯地域の芋を加工したもので、いわば小さな**芋団子の集合体**です。芋は糖質で、ごはんと同じように中南米などでは主食ですから、ごはんを食べたあとに「スイーツは別腹だから」と言い訳しても、もう一度ごはん（糖質）を食べることと同じです。しかも一緒に飲むミルクティーのほとんどには、たっぷり砂糖が入っています。つまりタピオカミルクティーはほぼ糖質で構成されており、サビとコゲを増やす原因がつまっているのです。

女性にとってはいくつになっても、スイーツは頑張った自分へのご褒美、満腹でも別腹という立ち位置ですが、流行に乗って飲み続けたあなたの体内は細胞の糖化が進み、酸化の影響も加わって老化が加速していきます。肌はシワシワ、骨もスカスカ、血管も固く弱くなって動脈硬化のリスクが上がり、脳の機能も下がる一方という、タピオカのハッピーな気分とは真逆の結末が待っています。

どうしてもスイーツを食べたいときは、含まれる糖質の少ない「糖質オフ」の商品に切り替えていきましょう。最近はコンビニ、ネット通販などでも糖質量を抑えながらスイーツの美味しさを追求したものがたくさん開発されています。インスタグラムにも競って低糖質レシピを載せているインスタグラマーが増えてきました。
どうせ乗るなら、低糖質の流行に乗ってみませんか？

揚げ物コーナーは死の第4コーナー

最終コーナーを回ったら、栄光のゴール！と思っていたら、実は体を蝕む病が待っていた……、それがスーパーなどによくある持ち帰り用などの「揚げ物コーナー」です。酸化ストレスが体をサビつかせて老化を進めることは第1章のとおりですが、食べ方ひとつにその影響を自分から増やす原因が詰まっています。

まさかと思うかもしれませんが、作ってから時間が経っているお惣菜の揚げ物や、封を切ってから時間の経った調味料やドレッシングはもっとも避けたいカテゴリーのひとつです。「時間が経った」ということは、それだけ酸素にさらされて酸化が進んでおり、**酸化したものを食べれば体内の細胞は酸化する**のです。まさに、酸化は酸化の連鎖を招くのです。

毎日スーパーで揚げ物ばかり買って食べていたり、古い調味料をいつまでも使っていたりすると、あなたの体の中もどんどん古くなっていきます。

忙しいときなどたまにお惣菜を利用することまで禁止とは言いませんので、その分抗酸化作用のある食材を一緒に食べて、活性酸素を減らす工夫をしましょう。自前の抗酸化システムを高める食べ方については、170ページを参考にしてください。

また揚げ物は酸化する油に加えて、衣にも悪玉要素が含まれています。揚げ物のほとんどは糖質の衣（小麦粉、パン粉など）がまぶしてあり、加熱により糖化したAGEsのリスクが追加されています。家で揚げ物を作るときは、パン粉のフライよりは竜田揚げや唐揚げなどを大豆粉あるいはおからパウダーでうすい衣にするか、できればサッと素揚げにすれば酸化＋糖化の影響を軽減できます。

脂質は排除すべきものではない

油（脂質）は太るからダメ！といった過去の常識は忘れて、体にとって大事な役割が脂質にあることを知ってほしいと思います。

脂質はひとつひとつの細胞膜を強く、なおかつ柔らかくする栄養素であり、ホルモンの合成や脳の働きを円滑にする材料となっています。しかも**どんな脂質を選ぶか、そこが重要**なのです。

それなのに現代の食習慣は、大事な脂質をちゃんと摂ることが難しくなっており、脂質のオメガ3系とオメガ6系のバランスが崩れやすい状況におかれています。昔に比べると魚が食卓に登場する機会が減り、多忙な現代を生きるためにコンビニやスーパーのお惣菜を活用したり、外食が増えたりすることによって、摂り過ぎると体の炎症を進めるオメガ6系が過剰になり、かわりに炎症を抑えて脳や血管をサポートする働きのあるオメガ3系の脂質が足りなくなってしまうからです。

このバランスを整えるために覚えておきたいのが、**摂っていい脂質と減らしたい脂質の種類**です（図表14参照）。

オメガ3系の脂質には、亜麻仁油、えごま油、主にさばやあじ、いわし、さんまなどの青魚に含まれる魚油（DHA／EPA）があります。これらの脂質は熱に弱いので、できれば生食での調理やドレッシングに使いましょう。意識して魚を食べ、お惣菜は揚げ物を減らすなどしてバランスが崩れないようにしましょう。

炒め物や揚げ物に使うならオリーブ油がおすすめ。オリーブ油に含まれるオレイン酸は酸化しにくく、ビタミンEやポリフェノールなどの抗酸化物質が豊富で、活性酸素の発生を抑えてくれます。選ぶならより純度の高い、エクストラバージンオリーブオイルにします。

一般的によく使われているサラダ油（大豆油、べにばな油、コーン油）などのリノール酸は摂り過ぎると体内の炎症が進み、アレルギーや動脈硬化のリスクが高まることが指摘されています。しかし、リノール酸は必須脂肪酸なので、摂ってはいけない

図表14　よい脂質と悪い脂質

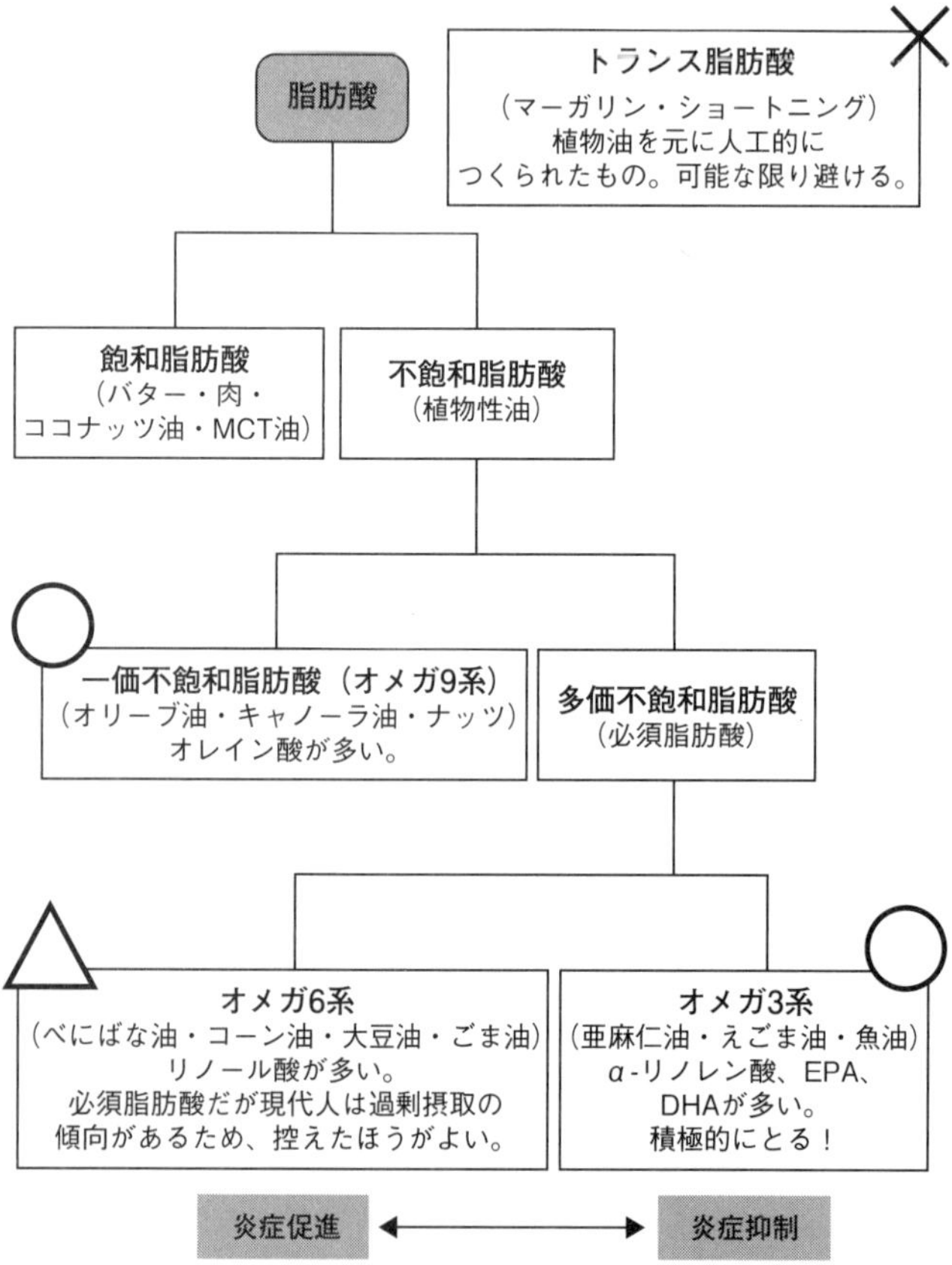

というわけではありません。米や大豆、加工食品にも含まれており、普段の食事から摂れてしまうため、摂り過ぎないように注意したい種類です。ちなみに中華料理でよく使うごま油にはオレイン酸が含まれるので、リノール酸だけの油よりは、炒め物などに風味として加えるにはよい油となります。

また、魚の油は加熱によって酸化して減ってしまうため、効率よく摂るなら刺身がおすすめです。ただ、食卓のバリエーションとして刺身ばかりでは飽きてしまうので、刺身↓蒸す↓煮る↓焼く↓揚げる、という具合に調理法によって増加する順番を覚えておくと役に立ちます。

ちなみに、DHAとEPAには有名な血液サラサラ効果だけでなく、脳の働きを高めて記憶力や学習能力を高めることが期待されています。DHAがアルツハイマーを抑制して認知機能を高めるなど多くの研究データも報告されており、魚の摂取量が少ない地域ほどうつ病の発症率が高いというデータもあります。

野菜ジュースでビタミン補給はできるのか？

野菜不足を気にして野菜ジュースを飲んでいる人や、家でスムージーを作って朝食がわりに飲んでいる人がいますが、残念ながらその習慣はあまり健康維持としては効果的ではありません。

ビタミン豊富な野菜や果物が入っているとはいえ、ゴクゴク飲める形になっていることがよくないのです。それは次のような理由によるものです。

①野菜に含まれるビタミンやミネラルは加工すると変性する。しかも時間の経過とともに酸化するため、ジュースを買って飲むときには、ビタミンやミネラルはほとんど失われている。

②野菜をミキサーにかけると、せっかくの食物繊維が分解され、腸内環境を整える働きが落ちるため、野菜を食べるような効果は期待できない。

③野菜には意外と糖質が多く含まれており、ミキサーにかけると吸収されやすくなって一気に血糖値が上がる。しかも内臓脂肪を増やす果糖も多く、メタボリックシンドロームになりやすく糖化を進める。

健康のためにやっているのに、食物繊維不足から大腸ガンのリスクを招いたり、糖化ストレスによるコゲが増えて糖尿病や動脈硬化の原因になったりする可能性があったのです。

とくに朝起きて最初に、野菜ジュースやスムージーを飲む人は要注意です。起きたばかりで胃が空っぽのときに飲むと一気に血糖値が上がり、この血糖値スパイクが糖化の原因にもなり、内臓脂肪の蓄積につながるのです。

また、野菜を摂っていれば健康だと信じて肉や魚を食べないと、〝脳が縮む〟ことがわかっています。オックスフォード大学の研究によると、野菜に偏った食生活は、肉や魚、卵などのたんぱく質に含まれるビタミンB_{12}不足を招きます。ビタミンB_{12}は神経の機能や核酸（細胞を合成する元となり遺伝子を作るもの）の合成に必要なため、不足すると脳が萎縮して記憶力や学習能力に影響を与えると指摘されています。

健康的に野菜を〝食べる〟ポイントは、野菜をジュースにしないで、サラダや蒸し物、ゆで物、煮物などにしてきちんと噛んで食べること。噛むことは脳を刺激して活性化させるため、朝食でしっかり噛むと仕事や家事の能率アップにもつながります。**野菜ジュースは、スイーツと同じく嗜好品**です。おやつにチョコレートやまんじゅうを食べるよりはまだましな程度、と覚えておきましょう。

果糖は7倍早く老化が進む

このところ日本の夏は、異常な暑さを記録することが増えました。熱中症予防に清涼飲料水を飲むことを意識しているかもしれませんが、含まれている「果糖」がサビ・コゲ・カビ全てに関係していることがわかってきました。しかも、欧米では肥満や糖尿病、肝臓病、ガンなどに関わる真の黒幕は「果糖」だと、注目されています。

果糖とは主に果物や蜂蜜に含まれる糖類で、砂糖にも含まれています。果物なら無害のように思われますがそれが大間違いで、ブドウ糖よりもずっと健康を害することがわかったのです。

以前は、肝臓で代謝される果糖は血糖値を上げないため、血糖値を上げるブドウ糖よりはよいと言われていましたが、それも覆《くつがえ》されました。

実は果糖は直接的に血糖値を上げにくいことから、満腹感を得にくいという特徴があります。そのためダイエットとして、また体にもよいはずと果物を食べ続けてしまうと、果糖の摂り過ぎとなります。血糖値を上げにくいとはいえ、間接的に血糖値を上げるため、果糖ならば大丈夫とはいかないのです。

しかもブドウ糖は複数の臓器や筋肉で代謝されるのですが、果糖はほとんどが肝臓で代謝されるため、肝臓だけに負担がのしかかって脂肪肝のリスクを高めるほか、メタボリックシンドロームとも関係していると言われています。

そして何より怖いのは、摂り過ぎて余った糖質は体温で温められることで「糖化」を引き起こすことです。細胞がコゲることをメイラード反応といいますが、先述のとおり、コゲた細胞は老化を早めて、認知機能の低下やガン発症のリスクを高める要因となるのです。

さらに、メイラード反応はブドウ糖より果糖のほうが7倍も早く起きることがわかっています。つまり、**果糖の摂り過ぎはイコール7倍早く老化が進む**、とも言えます。困ったことに果糖は糖分の中でいちばん甘みが強く、清涼飲料水やドレッシングなどの多くの加工食品に使われており、意識して選ばないと知らないうちに果糖に蝕《むしば》まれて、日に日に体中の細胞は真っ黒焦げになっていきます。そして果糖＝糖分は腸内にカンジタなどのカビを増殖させ、腸管粘膜のバリア機能を低下させる原因にもなります。

特に日本の果物は外国と比べ糖分が多いので、要注意です。果物を食べるときは、果糖の少ない次のような種類を選びましょう。

〈果糖が少ない果物〉

レモン、アボカド、グレープフルーツ、ココナッツ、パパイヤ、アサイー、キウイフルーツ、いちご、みかん、さくらんぼ、ラズベリー　など。

反対に次の果糖の多い種類は、できれば避けたい果物です。どうしても食べたいときは量を少なくし、頑張った自分へのご褒美用などちょっとだけのお楽しみにして、果糖の誘惑に負けないようにしましょう。

〈果糖を多く含む果物〉

バナナ、メロン、マンゴー、柿、桃、梨、シロップ漬けのフルーツの缶詰（桃缶、パイナップル缶など）、ドライフルーツ　など。

日本人の食卓に馴染みの深い果物のりんごは、柑橘類に比べると果糖が多いので、食べるなら1～2切れ程度にします。

スポーツドリンクを飲むときは、購入の前に「ブドウ糖果糖液糖」または「果糖ブドウ糖液糖」が含まれていないかラベルをチェックします。体内に吸収されやすい状態にするために塩分と糖分が含まれていることはいいことですが、含まれる量が多いために果糖の摂り過ぎとなります。ミネラルウォーターで薄めて飲む、無糖の種類を選ぶなど果糖を摂り過ぎないよう、成分表示を確認する習慣をつけましょう（熱中症の症状があり緊急に水分を摂る際は、経口補水液などが有効のため、状況に合わせてください）。

スイーツがくれる幸せは呪いを残す

疲れたときに甘いものを食べると、ほわ〜んと幸せな気分になった経験はみなさんありますよね？　イライラしたときにチョコレートを食べたら落ち着いたこと、これもあると思います。しかしこれは一瞬のことで、持続しないのでまたすぐに甘いものが欲しくなってやめられなくなります。

そのカラクリは、スイーツを食べると急激に血糖値が上がり、脳内のハッピーホルモンのセロトニンを合成するために必要なアミノ酸のトリプトファンが優先的に取り込まれて一瞬だけセロトニンが分泌されるからです。しかし、セロトニンを合成するために必要なのはアミノ酸のトリプトファンで、スイーツには含まれていません。それなのに「あ～、幸せ～」の瞬間が欲しくてまたスイーツを食べてしまうのですが、セロトニンの分泌は一瞬なので幸せは煙のように消え去ってしまい、もう一度スイーツに手を伸ばす、でもまた消えてしまうのでもっと欲しくなるという出口のない悪性スパイラルにハマっていきます。

洋菓子のケーキ、クッキー、シュークリーム、和菓子のまんじゅう、どら焼きなど、スイーツにはどれも砂糖がたくさん使われており、砂糖には、ハマってしまう明確な依存性があります。だからやめられないのです。

しかも、砂糖は大事な細胞をコゲつかせ、腸内にカビを増やすことがわかっていますから、**ストレス解消や自分へのご褒美だからと甘美な誘惑に溺れていると、蓄積した糖化が吐き出す病の呪いから抜け出せなくなります。**

ＡＧＥｓ研究の世界的権威である、昭和大学医学部の山岸昌一主任教授は、これを「高血糖の呪い」と呼び、推理小説なみのミステリーストーリーを展開しています。

健康的に幸せをずっと感じるためには、セロトニンの合成に必要なアミノ酸をちゃんと摂らないと始まりません。また良質の油などは、少しの量でも満足感があり、酸化＋糖化予防に働くおすすめ栄養素です。

手軽にアミノ酸とよい油が摂れるおやつは、**ナッツ（素焼き無塩・無添加）**、**いり大豆**、**小魚スナック**、**うずらの卵**、**ココナッツチップス**、**かつおスティック**、**サラダチキンスティック**などです。ナッツにはビタミンEが豊富で、サラダチキンスティックなどはコンビニでも手に入る糖質ゼロのおやつです。このほかには、**豆乳チーズ**、**ココナッツバター**、**アーモンドミルク（砂糖不使用）**なども大福やプリンを食べるよりは、満腹感もあってセロトニンの安定した分泌に役立ちます。

ナッツのカビについては収穫の時に高圧減菌処理をする試みがなされており、今後の動きに期待したいところです。

ちなみにココナッツには脳のエネルギー源となる、よい油の中鎖脂肪酸が含まれています。スイーツ以外のおやつなら、たくさん食べなくても適量で幸せ感を継続させることができるのです。

それでもスイーツが食べたいときに便利なのは、インターネットでも購入できる「低糖質スイーツ」です。今は多くのサイトで扱っていて、砂糖も不使用、大抵は大豆粉やおから粉、アーモンドパウダーで作られているので安心です。

スナック菓子で認知症が進む!?

前項のようにスイーツがダメなら、しょっぱいおやつは大丈夫、と考えてはいけません。砂糖が入っていなくても、ポテトチップスやせんべいなどのスナック菓子も、体にとっては毒の塊とたとえてよいからです。

何が毒かといえば、原料となる芋や米などは糖質であり、テレビを見ながらぺろりと食べてしまえば明らかに糖質過多になります。また、ごはんを大きな丼にいっぱい食べられなくても、スナック菓子なら1袋くらいあっという間に食べられてしまうので、自覚の薄いまま糖化を進めることになります。しかも塩分の摂り過ぎにもなり、ご存知のとおり高血圧の引き金になるほか、腎臓のろ過機能に負担をかけてしまいます。また胃ガンのリスクと塩分量は比例することも指摘されています。

さらによくないのは、油で揚げてあるスナック菓子ならば酸化リスクも含み、調理して時間が経過した揚げ物と同じといえます。しかも糖質を焼く、揚げるなど加熱することでたんぱく質と結びつく外因性のＡＧＥｓ（とくにコゲた部分）が発生します。食事として摂った糖質が体内で温められて起きるのは内因性のＡＧＥｓですが、調理法によって食べる前の段階から活性酸素を発生しやすいのが外因性で、ポテトチップスやポテトフライはもちろん、揚げ物全般は要注意メニュー。こんがりと美味しそうな焼き色やカリカリと香ばしい焦げ目は、カロリーの問題ではなく健康のためには回数を減らしたい調理法といえます。惣菜の揚げ物だけでなく、スナック菓子も毎日食べるようなものではありません。

お酒のつまみにはポテトチップスではなく、ナッツや１００％水牛のモッツァレラチーズなどをセレクトしましょう。スイーツのかわりに食べたいおすすめおやつなら、甘党も辛党も満足できます。

体を守る、焼き肉の美味しい食べ方

脳を含め全身のために、積極的にたんぱく質が摂れる焼き肉はとても有効なメニューです。気になるのは、焼くことで発生するコゲの外因性AGEsの影響です。しゃぶしゃぶにすればひとまずコゲは減りますが、やっぱり焼き肉が食べたい！ そんなときに役立つコツを、同志社大学の糖化ストレス研究センターの八木雅之教授が提案しています。私がレギュラー出演でお世話になっている『主治医が見つかる診療所』（テレビ東京系列）にて放送されたので、改めてご紹介いたします。

❶肉は塩味にし、焼く前にレモンを絞る

たれか塩で悩んだら、迷わず「塩」で。焼き肉のたれには砂糖など糖質が多く含まれており、糖化を増やすからです。塩味にはだいたいレモンがついてくることが多い

ので、必ず焼く前に肉にレモンを絞り15分待ちます。すると、レモンに含まれるクエン酸が肉のＡＧＥｓを半分にしてくれます。しかも肉が柔らかくなってくさみを取る働きもあるため、一石三鳥のレモン効果といえます。

❷キムチは古漬けのほうが○

とはいえ、焼かずに15分待てないときは、先にあるものを食べて待ちます。あるものとは、キムチです。キムチは発酵食品で乳酸菌が含まれているのですが、この乳酸菌には糖化を抑える働きがあり、白菜の食物繊維がＡＧＥｓの排出を促すことがわかっています。こちらは内因性のＡＧＥｓ対策となります。乳酸菌の働きを効率よくいただくなら、より発酵が進んでいる古漬けキムチがおすすめです。

❸たれ漬けの肉はサンチュで包む

糖質が多いけれど、肉の種類によってたれ漬けを食べたいときはサンチュで包んで食べます。サンチュやサニーレタスなどの葉物野菜には水溶性食物繊維が含まれており、これがAGEsを吸着させて排出を促してくれます。

スパイス、香味野菜でデトックス

酵素の働きを阻害し、ミトコンドリア内のTCAサイクルをブロックし、脳の働きの低下につながる重金属などは、腸、肝臓、腎臓の解毒機能に負担をかける犯人だということも、67ページでご紹介しました。まずは体に入れないように、年代的に歯の詰め物がアマルガムならば歯科で除去する、添加物の多い食品を減らす、禁煙するなどから始めます。

そして**たまったものは出す＝解毒の習慣**もぜひ取り入れてください。おすすめの毒出し方法で、排出力をアップさせましょう。

❶解毒食材を食べる

肝臓の解毒システムを高める食材があり、それが**レモンやすいか**です。また**ブロッコリー、小松菜、パプリカ**など抗酸化物質を豊富に含んだ緑黄色野菜も同様です。さらに薬味として使われるハーブ系の食材も、解毒作用が高いのでおすすめ。**しょうが、にんにく、ねぎ、しそ、みょうが、パセリ、パクチー、玉ねぎ、オレガノ、ローズマリー**などは料理でたくさん登場させましょう。またスパイス系も優秀な解毒食材で、**ターメリック、シナモン**なども活用できます。

❷水分をしっかり摂る

年を重ねるとあまり水分を摂らなくなる人が多いのですが、水分不足の体では毒は出せません。**1日あたり1・5~2リットルの水分**を、食事から摂る分を除いて飲料からしっかり摂ってください。**ミネラルウォーターのほか、解毒作用のあるハーブティー、レモンを絞ったレモン水、番茶**がおすすめです。

コーヒーやアルコール類を飲むことが多い人もいると思いますが、これらは水分補給には向いていません。コーヒーなどカフェインを含む飲み物には利尿作用があり、1杯飲むとその倍の水分が必要になってしまうからです。また、アルコールも代謝するために水が必要ですからかえって脱水状態を招き、同時に飲み過ぎると肝臓の解毒機能に負担をかけるため、控えめに。ドリンクはコーヒーのかわりに水かハーブティーを飲む、休肝日を作ることもポイントになります。ちなみに朝のコーヒーをみそ汁に変えると、適度な塩分とミネラルの補給となって体内のバランスを調整します。

❸腸内環境を整える

便通に問題があると、お腹の中に毒素をため込むことになります。便は体の中にある不要なものを出す最終段階で、腸内環境が乱れていると出すものも出せなくなります。**発酵食品を食べる、食物繊維を摂る、腸内環境を乱す糖質を摂り過ぎない**など、スムーズに出せるリズムを整える食べ方をしましょう。

これらのセルフケアのほかに、最終手段として医療機関で受けるキレーションで重金属を排せつする方法もあります（保険適応外のため自費）。体調によって治療も選択肢のひとつとして考えておき、まずは自分でできる食べ方の習慣から変えて、詰まらないきれいな体を目指していきませんか？

食事は野菜（食物繊維）のおかずから食べる

唐揚げを頬張りながら、白飯をもぐもぐ……。おかず→ごはん→おかず→ごはんの流れは日本人が好む食べ方ですが、これでは食後に一気に血糖値が上がり、糖化が進むばかりです。

食事の順番は、今日からこう変えましょう。まずサラダなどの食物繊維のおかずを食べ、次に肉や魚などのたんぱく質、最後にごはんなどの糖質を食べるのです。この食べ方は、糖尿病や肥満の治療でも推奨されるもので、血管障害の予防にも大いに役立ちます。

なぜ食物繊維から食べるとよいかといえば、最初に野菜や海藻などの食物繊維のおかずから食べると、**糖の吸収を緩やかにできる**からです。同様に、酢にも糖の吸収を緩やかにする働きがあるため、わかめの酢の物などもおすすめです。

和食の献立は、主食である米（糖質）をメインに、おかずや汁物を組み合わせるという考え方ですが、糖化の悪影響が増えている現代においては、献立の組み立て方を根本から変えるターニングポイントがやってきたと考えるべきです。

主食（糖質）に主菜（たんぱく質）、副菜（野菜など）を添えるのではなく、**主菜のたんぱく質のおかずがメイン、副菜、主食が添えもの**とすれば簡単です。フレンチのフルコースのように、メインディッシュは肉や魚料理、前菜やスープがあり、パンは添えものということです。

ごはんを食べるときは白米なら納豆、じゃこなどをトッピング、どうしてもラーメンやパスタを食べたいときは、卵、野菜、チャーシューなどで具だくさんにすると血糖値の上昇が緩やかになります。塩むすび、素うどん、ペペロンチーノなど具なしは

NGです。

ただし、やせている人はたんぱく質から先に食べるとよいでしょう。そうしないと野菜でお腹がいっぱいになってしまいます。太っている人は食物繊維から食べましょう。

食べ方を変えてから心と体に変化を実感できるようになるまでには、およそ3週間かかるため、無理をしないように自分がやりやすいパターンから始めて、できることを増やして続けていきましょう！

肉食はボケない

若いときはスムーズに働いていた抗酸化システムが年齢とともに低下するとはいえ、だまって見ているだけでは老化のスピードは増すばかり。それに打ち克つには、**自前の抗酸化システムを助ける抗酸化物質を多く摂る食べ方**に変えましょう。

まず、たんぱく質は抗酸化酵素を作る主な材料となるため、「年だから肉はもう食べられない」とメニューからたんぱく質を減らしてしまうと、抗酸化力の基礎部分を整えることができません。

「肉は食べられなくなったけれど、豆腐や納豆など植物性たんぱく質を食べているから大丈夫！」と思っているあなたも、残念ながらそれだけでは不十分です。当然、植物性たんぱく質にも必要な栄養素は含まれており、食べてほしい食品です。しかしながら、加齢によって下がった抗酸化力を高めるためには鉄、亜鉛、セレンといったミネラルの働きが必須となります。

ミネラルは牛肉、豚肉、鶏肉のほか、魚、貝類にも豊富に含まれており、豆腐だけでは酸化のスピードを抑えるのにはどうしても力不足となります。たんぱく質を食べましょうということはひとつの食材に偏ることなく、豆腐はもちろん肉や魚、卵などいろいろな食材から摂る必要があります。こうして初めて、抗酸化システムをはじめとする体の機能を保つことができるのです。

ポリフェノールはオールラウンダー

色の濃い野菜や果物には抗酸化作用のあるポリフェノールが豊富に含まれており、サビ、コゲ、カビ対策のおすすめ食材です（果物の選び方については154ページの果糖を参照）。

ポリフェノールとは食材に含まれる苦味や色素成分で、ビタミンA、C、E（3つセットで助け合って働くためビタミンACE《エース》と呼ばれます）と同じように強い抗酸化作用が動脈硬化などの生活習慣病の予防に役立ちます。

豊富な食材としては赤ワインやブルーベリーが代表的ですが、ぶどうなどで有名なアントシアニン、お茶のカテキン、鮭のアスタキサンチン、そばなどのルチン、豆類のイソフラボン、しょうがのショウガオール、カレー粉のターメリックのクルクミンなどのすべてがポリフェノールの一種ですので、豚肉のしょうが焼き、牛肉と緑黄色野菜のカレー粉炒め、そば粉のガレットなど、食卓にも登場させられます。

またポリフェノールには、抗糖化の働きを持つ種類があることがわかってきました。意識してメニューに加えることで、抗酸化&抗糖化に役立ってくれます。扱いやすい抗糖化食材をご紹介しましょう。

・ごぼう

抗酸化作用、抗炎症作用もあるごぼうには、AGEsを分解する酵素を活性化する働きがあり、体内にAGEsが蓄積するのを防ぎます。また、よく知られるように食物繊維が豊富なため、食後の高血糖を緩やかにする、腸内細菌の善玉菌を増やすなど優秀な食材です。

・そば

とくにおすすめなのが、ルチンの含有量が多い韃靼《だったん》そばです。ルチンが分解されるとケルセチンという物質になって、抗糖化作用を活性化する働きがあります。

・金時豆

豆類のため、大豆と同じイソフラボンを含み、ワインレッドの豆の色素はポリフェノールで抗酸化作用もあります。食事の最初に金時豆を食べると、食後に起きる血糖値の上昇を抑えるため、糖化を抑えることになります。

※加熱が不十分な金時豆には、食中毒の原因となる物質が含まれるため、しっかり中まで火を通して食べてください。

・枝豆

大豆の未成熟な状態が枝豆ですから、当然イソフラボンも豊富です。イソフラボンのうち、アグリコンという種類のゲニステイン、ダイゼインという成分に強い抗糖化作用があります。さらにビタミンA、C、Eを大豆より多く含み、脂質、植物性たんぱく質、食物繊維のほかにカリウム、カルシウム、マグネシウム、鉄、亜鉛などのミネラル、ビタミンE、ビタミンB_1、葉酸なども含む栄養価の高い食材です。

・そら豆

同じ豆類として、含まれるイソフラボンの抗糖化作用がわかっています。そら豆もビタミンB_1、B_2、C、カリウム、マグネシウム、亜鉛、鉄、植物性たんぱく質が豊富です。

粉もんレシピは、代替食材で生まれ変わる

ラーメンのかわりに白滝が活用できるように、お好み焼きやピザなども代替食材を使えば糖化の影響を減らして食べることが可能です。「食べるのはダメ！」ではなく、発想の転換でむしろたんぱく質多めのメニューに変身させましょう。

・お好み焼きが食べたいとき

小麦粉を使わないとお好み焼きは作れないように思われますが、なんと！　おからやおからパウダーを小麦粉のかわりに使えば作れます。粘り気が少ないため、チヂミのような食感に仕上がります。

おからやおからパウダーには、植物性たんぱく質と食物繊維が含まれており、実は小麦粉にかわって大活躍するピンチヒッターのような存在です。揚げ物やソテーに使う衣の小麦粉をおからパウダーに、ハンバーグのつなぎにはおからを入れる、ゆでたじゃがいもは使わずに生おからを使ったポテトサラダ風など、かなり使い勝手のよい食材となります。

・ピザが食べたいとき

ピザの土台は小麦粉なので避けたいジャンクフードのひとつ。でも土台を置き換えれば、家飲みにぴったりのつまみになります。小麦粉のかわりに使うのは、油揚げです。開いた油揚げにピザ用チーズとお好みのトッピングをして、トースターで焼くだけで、グルテンフリーのピザが家で食べられます。カゼインを避けたいときは、豆乳チーズを使うとよいでしょう。最近は市販もされており、たとえば豆腐の相模屋の「BEYOND PIZZA」はグルテンフリー・カゼインフリーで満足することうけあいです。

同様に置き換え法で調理するなら、グラタンにもマカロニではなく豆腐や厚揚げを使えば、食べ応えのあるたんぱく質豊富な一品ができあがります。また、こちらもオーガニックの赤レンズ豆、黄レンズ豆、ひよこ豆、グリーンピースを原料としたマカロニなどのショートパスタが市販されており、パスタ好きもまったく困りません。私も安心して食べています。

・餃子・シュウマイが食べたいとき

餃子の皮もピザと同じく、油揚げを活用します。もち巾着の要領で、餃子のタネを油揚げに包んで焼くだけです。シュウマイは油揚げに包んでも再現が難しいので、加熱した白菜やキャベツでタネを包み、蒸し器で調理すればできあがり！となります。

・ケーキやクッキーを食べたいとき

おからや大豆粉、アーモンドパウダーなどを使って、低糖質スイーツを手作りする方法もあります。「糖質オフ　スイーツ」などのキーワードでインターネット検索をすると美味しそうなレシピがたくさん見つかるので、最近の健康意識の変化を感じます。

低糖質スイーツを作るときは、甘みは砂糖以外の羅漢果エキスのものやエリスリトールを使いましょう。これらの天然甘味料は血糖値に影響しにくい糖分のため、お菓子作りだけでなく、砂糖のかわりにふだんの料理にも手軽に活用できます。

嬉しいことに、糖質制限を考えて食べられるカレールウやシチューの素も最近発売されています。アレルギー対応の食品として特定原材料7品目（小麦、乳、卵、落花生、そば、えび、かに）を除いて開発されたものですが、小麦粉と牛乳が含まれていないということは、グルテンフリー、カゼインフリーということです。腸内環境を荒らすリスクを減らしてカレーやシチューが食べられるわけですから、消費者サイドが「何を食べるか」「何を選ぶのか」という選択肢が広がり、大いに歓迎すべきニュースだと思います。

代表的な糖化リスクの糖尿病では健康寿命が15年短く、死亡リスクも上がり老化が早く進みます。病気はある日突然なるのではなく、水面下で進行するものなので、今ここで食い止めればまだ間に合います。また体内の糖化レベルを検査できる機器（AGE READER）もあり、気になる人はぜひ検査を受けて下さい（46ページ参照）。

カビは死んでもカビ毒は残っている

カビが放出するカビ毒（マイコトキシン）の影響については、57ページで述べたとおりです。恐ろしいことに、見えるカビを取り除いても、目に見えないカビ毒は暮らしの中に意外と潜んでおり、毒素の脅威はついて回ってきます。たとえるなら本体である戦闘機を撃墜したのに、発射されたミサイルは飛んできて攻撃を受ける、という恐怖です。

マイコトキシンは脳の機能をダウンさせるため、輸入されたナッツや小麦製品、トウモロコシ製品などは、できる限り食べないよう買う前に産地の確認を習慣にします。

国産の食べ物であっても、もったいないからといって果物についたカビ部分を取り除いて食べる、などの節約習慣もこの際やめましょう。**カビを除いても見えないだけで、カビ毒は残存していますから口に入ってしまいます。**しかも熱に強いので、火を通してもカビ毒を消すことはできません。もったいない精神の隙間から、まんまとカビ毒が入り込んでくるのです。

体内に入ったカビ毒は脂肪に溶け込む性質があり、尿や便のように排せつすることがなかなかできません。脂肪に溶け込んだままそこに居座り、毒素を出し続けるため、なかなかやせないのはただの脂肪ではなく、脂肪に溶け込んだカビ毒の蓄積が原因だったというケースもあります。

グルテンだけでなく、カビ毒予防のためにも輸入の小麦製品は避けるのがベストです。

固いものを食べて全身のバランスを維持

「噛む動作」が脳に刺激を与えて認知症予防につながるように、よく噛むことは口腔内や舌の筋トレにもなります。

とくに舌の筋肉＝舌筋が重要で、実は**舌筋は体幹のバランスを整える**役割があり、舌筋が弱まると下あごが不安定になって体は揺れるような感覚が強くなり、めまいやふらつきなどの不調につながります。

また、高齢になると飲み込む力が低下して、誤嚥性肺炎で亡くなる場合がありますが、これも舌筋が関係しています。食べ物を咀嚼して食道へ送るのは舌の働きで、動きが鈍くなれば食道と並んでいる気管支に流れ込んで、誤嚥性肺炎につながっていきます。舌筋はのどの奥につながっている筋肉のため、発話、噛み合わせなどとも関連しており、**舌の老化が全身の老化につながる**ことも十分考えられます。

食事は柔らかいものばかり食べないこと。日頃から歯ごたえのあるものを食べて、以前より噛めなくなったら「黄色信号」と目安にしてもよいでしょう。また噛むことは舌筋とあごの筋肉を鍛えることになるため、**口角が上がる、ほうれいせんが目立たなくなるなどによってフェイスラインが引き締まり、見た目も若々しく**なります。

舌筋のトレーニングには、みらいクリニック今井一彰院長考案の「あいうべ体操」がおすすめです。

お酒を飲み過ぎると脳が縮む

「酒は百薬の長」ということわざがありますが、どんなものでも「過ぎたるは及ばざるがごとし」。アルコールは代謝の際に多くのビタミンB12と葉酸を使うため、**飲み過ぎるとビタミンB12と葉酸がどんどん減っていき、これらの栄養素が不足すると脳が萎縮する**のです。またお酒好きの人に多い傾向にある、つまみなどを食べずにお酒だけ飲むというパターンも同じで、たくさん飲まなくても代謝に栄養素が消費されるので、結果的に脳の萎縮を進行させてしまいます。実際、認知症患者さんの脳のビタミンB12が少ないというデータもあります。

お酒は夕食のときに一緒に飲むことが理にかなっています。何より「食べながら飲む」ことが大切で、ビタミンB12と葉酸は動物性たんぱく質に多く含まれるため、やはり糖質制限のメニューと一緒に糖質の少ないお酒を飲むスタイルが正解！となります。

おすすめ食材はレバー、牡蠣、さんま、あさり、帆立て貝、アボカド、菜の花、枝豆、そら豆などです。

糖質の少ないお酒とは、本格焼酎やウイスキーなどの蒸留酒、辛口のワインなどです。大衆酒場で昔から人気がある「ホッピー」も、低糖質の種類です。ビールや日本酒などの醸造酒は糖質多めのお酒のため、飲むなら「低糖質」の種類を選ぶとよいと思います。となると、ビールとポテトフライは避けて、焼酎やハイボールと枝豆などのコンビがバッチリです。

小魚だけでは骨は強くならない

強い骨にするには、糖化させない糖質制限が基本です。繰り返しになりますがラーメンに餃子、丼ものなど糖質に偏った献立を控えて、たんぱく質のおかず2種類以上に小鉢、汁物、ごはん少なめの定食パターンが正解です。

そして骨質はコラーゲンですから、コラーゲン合成に必要なたんぱく質、鉄、亜鉛、ビタミンCをしっかり摂ります。動物性たんぱく質には鉄が多く、**赤身の牛肉や豚肉、鶏肉なら砂肝、ハツ、レバー、最近流行りのジビエ**にとくに豊富です。

ビタミンCは**ブロッコリー、パプリカ、カリフラワー**など野菜がおすすめ。果物は果糖の少ない**キウイフルーツ、いちご、柑橘類**などを選びます（果糖については154ページ参照）。このようにコラーゲン合成に必要な食材を選ぶと、たんぱく質豊富な献立になり、自然と糖質制限ができますから、意外と実践しやすいはずです。

年齢を重ねた世代では、「骨の代謝メカニズムに合わせた食べ方」も取り入れましょう。骨は「スクラップ＆ビルド」で代謝されており、骨を作る骨芽細胞と骨を壊す破骨細胞のバランスが重要です。しかし高齢になるとホルモンバランスの変化で壊すほうが優位になり、壊しながら再生することが追いつかなくなっていきます。

ホルモンバランスの変化は、主に女性の閉経前後にエストロゲン（女性ホルモンのひとつ）の分泌量が減ることが関係していますが、男性も加齢により破骨のほうが優位になります。破骨を食い止めるには、エストロゲンの働きを助けるポリフェノールのイソフラボンが役立つため、**男女ともにイソフラボンを含む大豆製品を意識して食べましょう。**

またビタミンDも、骨を強くする必須栄養素です。しかも腸もれ、脳もれ対策にもビタミンDは働いており、筋肉を強くする作用（次項参照）もあります。ビタミンD

は不足しやすい傾向がありますから、**焼き鮭、うなぎの蒲焼き、さばの水煮缶、きくらげ、卵、干ししいたけ**などビタミンDを含む食材を食べたり、サプリメントも活用したりしましょう。

食べて筋肉を育てる

筋肉を減らさないよう運動をしておけば、筋肉についてはOKと思いがちですが、運動だけでは対策にはなりません。重要なのは、**筋肉の材料となる動物性たんぱく質をしっかり食べた上で運動をする**こと。年齢とともに動物性たんぱく質の消化吸収能力は低下するため、吸収されやすいアミノ酸のサプリメントで補うこともひとつの方法です。材料がなければ、筋肉は育っていかないので、栄養と運動はセットと覚えましょう。

合わせて摂りたい栄養素はビタミンDです。**ビタミンDは筋肉を合成するスイッチ**

を入れる役割をしているため、不足すると筋肉の合成がうまくいかないのです。

とくに高齢になると食事量が減るため、摂取カロリーが減少しやすくなります。必要なエネルギー源を確保するため、糖質に偏らないように良質の脂質を意識して摂ります。**オメガ3系の脂質（亜麻仁油など）や今話題のココナッツオイル（中鎖脂肪酸）がおすすめ**です。このように栄養補給を心がけた上で、筋トレを行うと筋肉を維持できます。筋トレは下半身を鍛えるスクワットがおすすめですが、自己流で行うと膝を痛めるため正しいやり方をトレーナーに指導してもらうほうがよいでしょう。

自宅でもできる、取り入れやすい運動法については次の章で述べます。

第4章

生活習慣で健康寿命が変わる

睡眠不足で寿命が縮む

ストレスの多い生活は、活性酸素を増大させます。

夜更かしをして睡眠不足が続くだけでも、活性酸素を消去するために余計にエネルギーを使うことになって、脳をはじめとする多くの機能に必要な栄養素の無駄使いにつながります。しかも年を重ねるほどに栄養の利用効率（燃費）が悪くなるので、栄養の摂り方と休息の確保は今まで以上に意識して調整していかないと、すぐに不具合が起きてしまいます。

睡眠の重要な働きのひとつが、**日中働いた脳細胞のゴミを処理するクリーニング機能**です。熟睡したあとに目覚めるとスッキリした気分になるのは、まさにこのクリーニングがされているからで、サイエンス誌によれば、睡眠中は脳細胞の間隙がわずかに拡張して、覚醒中に処理できなかった老廃物の排出をスムーズに行うようにしているのだそうです。

老廃物がたまれば、変性したたんぱく質アミロイドβも脳細胞内に蓄積しやすくなるはずです。睡眠不足は認知症を招く原因にもなりかねません。

また、眠る前にお酒を飲む習慣はおすすめできません。お酒は眠りを誘う働きはありますが、すぐ覚醒させるため結局は睡眠の質を下げてしまいます。飲んで寝ると夜中に目が覚めてしまい、寝ようとしてもなかなか寝付けなくなって睡眠不足、という経験をした人はけっこう多いと思います。

睡眠は体の疲れを回復し、さまざまな機能を修復してエネルギーを充電する時間です。寝ているときに働く臓器のひとつが肝臓で、睡眠モードに入ると肝臓の血流が高まって一生懸命に解毒作業をしています。しかし夜更かしをしていると血液が十分に届かないため、毒はたまる一方となり肝臓の機能は低下していきます。**起きているということはそれだけ栄養を消費し、体を消耗させること**なので、明日できることは明日に回し、無理せず休息するようにしましょう。

また、眠る直前までスマホやテレビを見たり、パソコンで作業したりすることもやめましょう。目から入る光の刺激が睡眠へと誘うメラトニンというホルモンの分泌を妨げてしまいます。また、メラトニンは良質な睡眠をもたらすだけでなく、抗酸化作用にも関わっており、メラトニンの分泌が解毒をサポートします。ベッドに入ったらスマホは触らないと決めて、本を読んだりするほうが眠る前に適した習慣となります。

骨折でも盲腸でも、入院中はベッドで安静に過ごすことになりますね。つまり**睡眠はいちばんの回復方法で、しかもお金もかからない健康法**といえます。

朝の歯磨きで認知症リスクを下げる

歯磨きは虫歯予防だけでなく、歯周病から体を守るための重要な習慣です。とくに、口腔内で歯周病菌が増殖しているため、朝起きたばかりはまずは歯磨きをしないと歯周病菌を多く飲み込むことになります。

図表15　免疫力と歯周病の関係

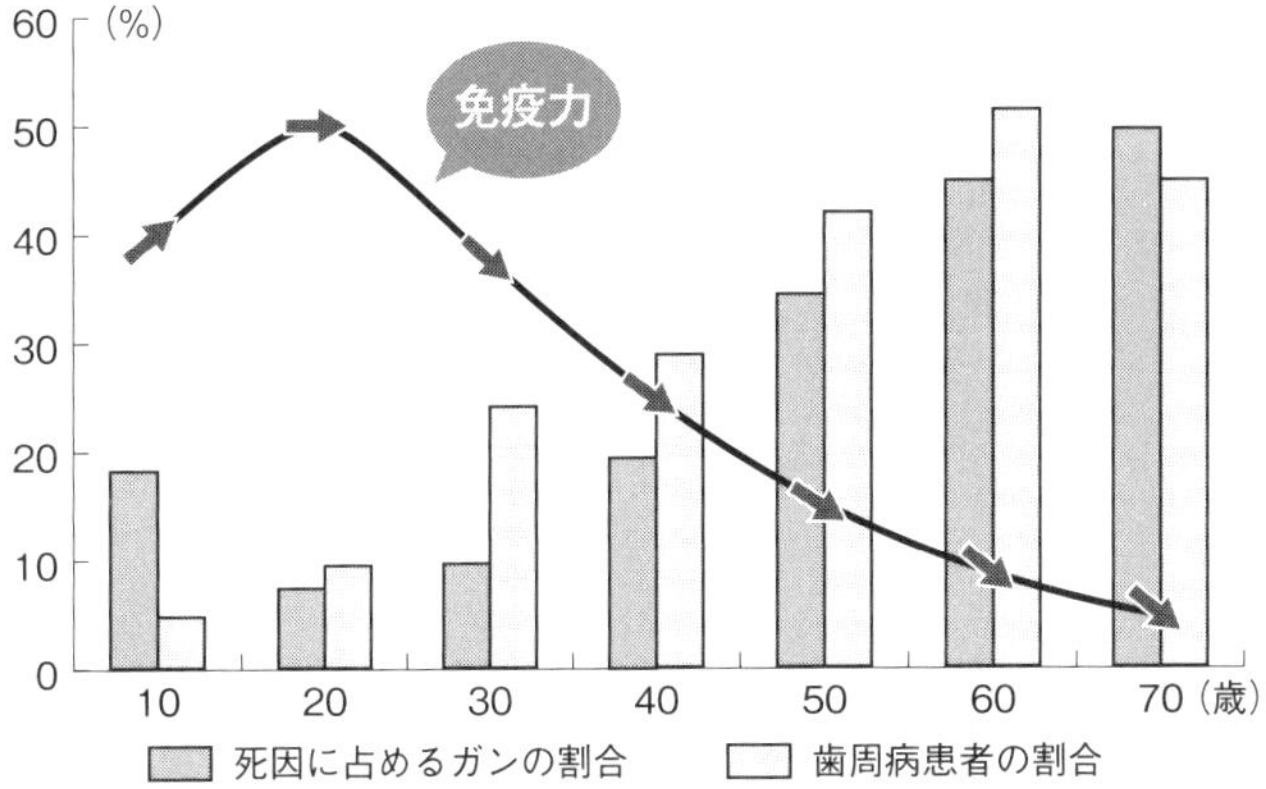

参考：「性・年齢（5歳階級）別にみた死因順位　―平成15年―」（厚生労働省）
「平成17年歯科疾患実態調査」（厚生労働省）

歯周病菌は口の中だけで悪さをするのではなく、飲み込むと食道→胃→腸へと落ちていき、腸に炎症を起こして腸内環境を悪くし、腸粘膜のバリア機能を弱らせて、毒素や病原菌の侵入を容易にしてしまいます。腸は全身の免疫細胞の約7割が集中している、いわば免疫の中枢でありネットワークセンターですから、歯周病菌によって腸粘膜のバリア機能が低下すれば、当然免疫力の低下に直結して病気のリスクまで上がる一方になります(図表15参照)。

さらに歯周病が問題なのは、歯を磨いた時に出血しやすくなることです。出血

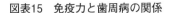

すると、歯周ポケットの毛細血管から歯周病菌が血流に入り込んで白血球に貪食された際、内毒素（ＬＰＳ）がばらまかれ、この内毒素が糖尿病、脂質異常症、骨粗鬆症などの代謝異常や、免疫系に影響して関節リウマチを引き起こしたり、血管内皮細胞を傷つけて動脈硬化や脳梗塞、心筋梗塞などの血管障害を起こす元となるのです。

また、歯磨きには脳を活性化する働きも報告されています。歯を磨く動作によりオレキシンという覚醒ホルモンを刺激されるため、目が覚めるのです。

歯磨きは朝起きたらすぐと食後、日中睡魔に襲われたときがぴったりのタイミングです。反対に眠る直前では目が冴えてしまうので、夕食後に磨いてから布団に入るまでの時間をのんびり過ごすとよいと思います。

歯磨きは歯周病菌を抑えることと、覚醒ホルモンの刺激の両面から脳の機能低下予防にも役立つのです。

歯磨きは、磨くことも大事ですが、毎日、歯と歯の間のケアもしましょう。歯ブラシだけでは磨ききれない汚れが歯の間に残ってしまうので、歯間ブラシやデンタルフロスで歯と歯の間をきれいにすることが重要です。

図表16　口腔ケアによるインフルエンザ発症数の違い

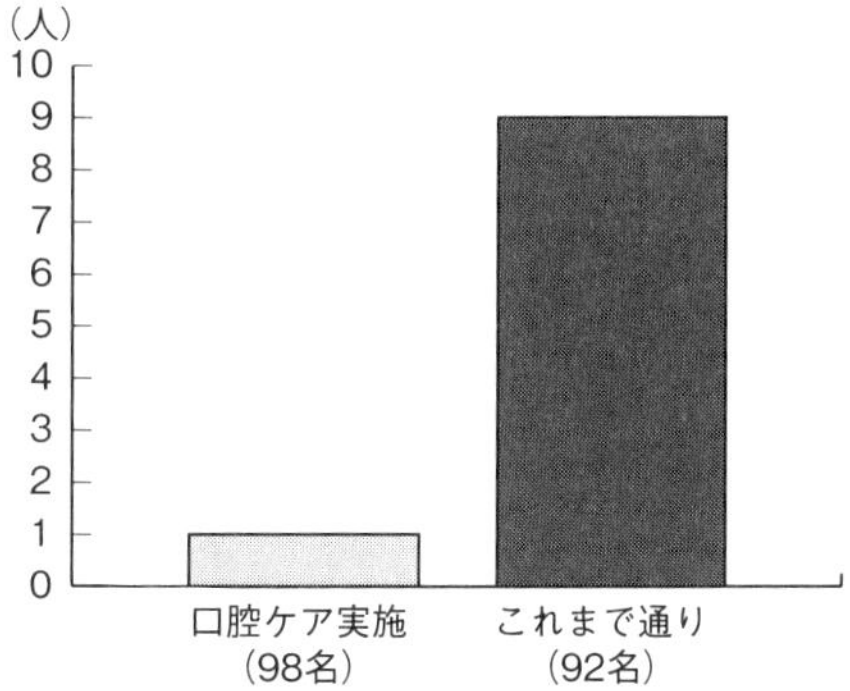

※65歳以上のデイケアに通う在宅介護高齢者190名が、年齢、性別、残存菌数、要介護度、脳血管障害や肺炎の既往などの項目において、偏りがないように2つのグループに分類。
※「口腔ケア実施」は歯科衛生士が口腔ケアと集団口腔衛生指導を1週間に1回実施。
※「これまで通り」はこれまで通り本人及び介護者による口腔ケアを実施。

そして定期的に、歯科で歯のクリーニングをしてもらいましょう。丁寧に歯磨きをしても、磨き残してしまった歯垢は数日で唾液中のミネラル成分にくっついて、石灰化した歯石になるからです。歯石は自分では落とすことは難しく、しかも歯周病菌を繁殖させる温床となります。健康な歯を維持するには、プロのメンテナンスは欠かせないのです。

実際、歯科衛生士に定期的にクリーニングをしてもらった場合と、自分で歯磨きをした場合では、インフルエンザの罹患率がまったく違うのです（図表16参照）。

リモコンを使いこなす

テクノロジーの進化で、最近はリモコンのボタンや壁のスイッチを押さなくても、機械に話しかけるだけで動いてくれるＡＩ搭載の家電が登場しています。しかし自分の頭で考えて体を動かすという一連の動作を省略し過ぎるのは、いかがなものでしょうか？

リモコンを取るために「よっこらせ」と立ち上がる動作だけでも、ももの筋肉を動かすことになるので、なんでも座ったままで済ますのではなく、リモコンだってうまく使えば日常動作から老化予防、ひいては認知症予防になっていきます。

「電気を消して！」と家電に頼まないで自分で動く、まずはそこから変えてみましょう。

また、「○○の番組、予約しておいて」と家族まかせにしないで、操作方法を覚えて指を動かすことも十分、脳への刺激になります。最近のレコーダー機器は多機能になっている分、リモコンのボタンの数も多くなっていますから複雑です。**便利な道具は使い方次第で、脳のトレーニングにつながっていきます。**

家事で筋力、脳力をタダでキープ

掃除、洗濯、料理にあと片付けなど、名前のあるものからないものまで含めると、家事には意外と多くの作業があります。ただの家事かもしれませんが、見方を変えればお金をかけずに体と脳を使うことができるので、子供が独立したあとや、定年退職して時間に余裕ができたなど、生活パターンの変化に合わせて積極的に家事参加をしてみましょう。

たとえば、モップで床を掃除するだけでなく、たまに雑巾がけをすると足腰の筋肉を使えますし、窓拭きをすれば上半身の筋肉を使います。お風呂掃除もなかなか重労働ですから、ながら筋トレができます。

また、2種類以上のおかずを作るために、段取りを考えながら料理をすることもおすすめです。電話で話しながら雑誌を読むなど、脳がマルチモードの女性は得意分野なのですが、同時進行が苦手なシングルモードの男性にはよい刺激となります。

料理は、調理する順番を考えて材料を準備して、煮物を煮ている間にハンバーグをこね、ハンバーグを焼いている間にまな板やボウルを洗ってシンクをきれいにするなど、考えているよりも実際にやってみるとアタフタするものなので、ぜひ何度もトライしてみましょう。

しかも自分で作ったたんぱく質のおかずを食べれば、脳に必要な栄養もしっかり入っていきますから、これほど手軽で〝オイシイハナシ〟はありません。

汗をかけば毒素も出る

体内にたまった余分なものを出してくれるのは、肝臓や腎臓だけでなく汗を排出している皮膚にも同じ働きがあります。汗からは重金属も排出されますが、汗をかくことだけで排出する有害物質があります。殺虫剤やクリーニングの溶剤などの有機溶剤です。最新のデータではヒ素や鉛が排せつされたという指摘もあり、汗をかく習慣はとても大切なのです。

汗はかこうと思ってかけるものでなく、日頃から運動習慣などを持ち、汗腺がよく働くように刺激する必要があります。運動不足で1年中空調の整った環境にいると、どんどん汗腺は老化して汗をかけない体になっていくので要注意。無理なく続けられる運動で、汗をかける皮膚を維持していきましょう。そして汗をかいたらすぐ拭きます。そのままにすると、皮膚から再吸収されてしまうからです。

また、40〜42度程度のお風呂にゆっくり入って汗をかくこともよいでしょう。このときぜひ使いたい入浴剤が、マグネシウム炭酸やにがり入りの種類です。

マグネシウムは経皮吸収するため、風呂に入れると血管が拡張して血流がよくなり、疲労解消やストレス低下の効果が期待できます。

体を動かして汗をかいて毒を出し、その後はマグネシウムのお風呂でも汗をかきながらリラックス効果を取り入れられたら、よいこと尽くしです。

下半身を鍛えて寝たきり予防

老後が心配だ、健康のために運動しよう！と始めた人も多いと思いますが、いきなりフルマラソンに出場する、富士山に登るなど高い目標は立てずに、**継続できる強度で取り組みやすいものからスタートさせましょう。**激しい運動は活性酸素を多く発生させるため、体によいはずの運動がかえって酸化を進めることになってしまうからです。

実際のところ、年齢に関係なく何もしなければ筋肉は衰える一方なので、どの年代も筋トレをしたほうがよいのです。ジムなどでトレーナーの指導を受けるほか、イラスト（図表17）を参考に、市販のゴムバンドの抵抗を利用すると手軽にトレーニング

図表17　座って行うエクササイズ
（イスは背もたれのないものにする）

もものの筋トレ

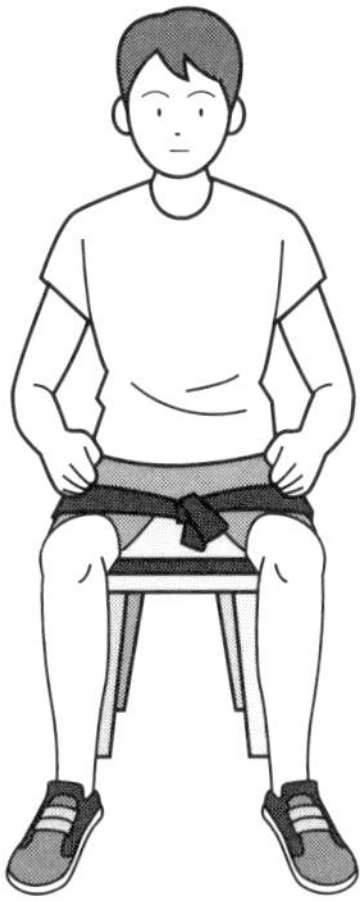
イスに座った状態で、
足を肩幅くらいに開き、前ももで輪になるようにゴムチューブを縛る

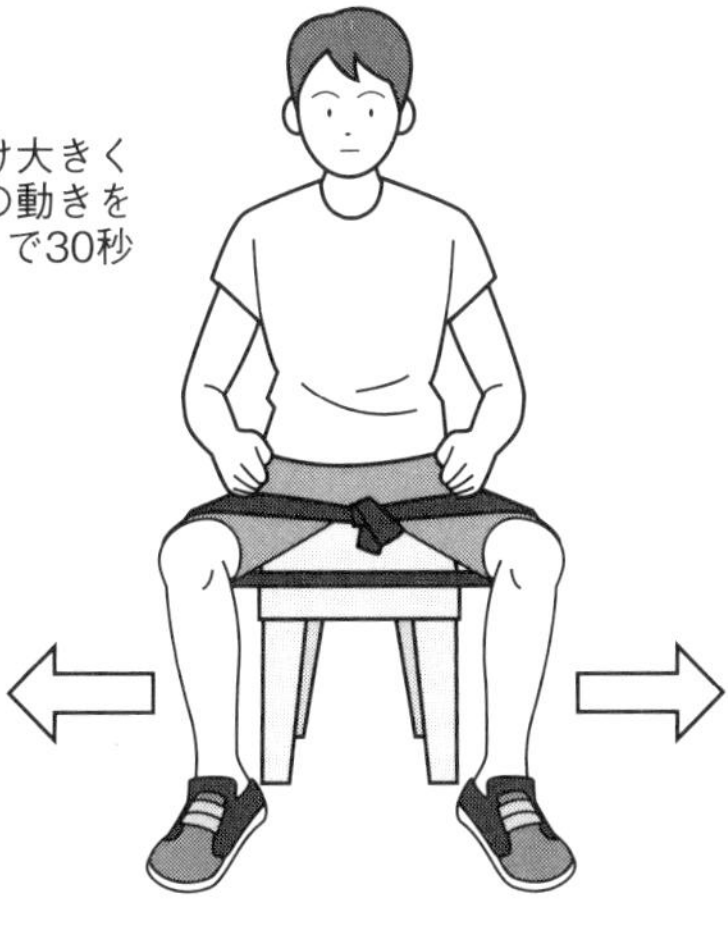
足をできるだけ大きく開脚する。この動きを自分のペースで30秒ほど繰り返す

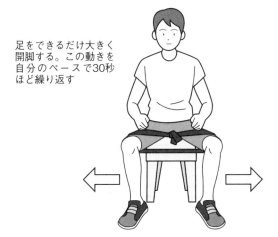

ができます。とくに鍛えたい筋肉は下半身で、中でも大きな筋肉の太もも（大腿四頭筋）を鍛えると、転倒予防にもつながります。

ウォーキングは取り入れやすい運動習慣なのですが、筋力低下予防に役立つ一方でスムーズな筋力アップは難しいため、前述のような筋トレにウォーキングをプラスして続けることがポイントです。

運動の組み立て方として筋トレ後に有酸素運動を行うのが効果的ですが、まとめて行う時間がないときは空き時間を上手に使って、階段を使う、ランチ後に歩く、機械を使わずに手で大根をおろす、リビングや階段などの雑巾がけをするなどもよいでしょう。

ランチ後の時間を有効に使うことは、実は正解です。食後に20～30分程度ウォーキングをすると、食後高血糖を防いで糖化のリスクを減らせるからです。ランチは職場から少し離れた店を選び、ウォーキングしながら戻る、ランチ後に職場に戻るときはエレベーターやエスカレーターは使わずに階段を使うなどのアイデアで実践できます。

また認知症予防のために、新しく考案された「コグニサイズ」も室内でできるトレーニングとして話題になっています。

コグニサイズとは、国立長寿医療研究センターが認知症予防のために開発した、運動メニューと認知課題（計算、しりとりなど）を組み合わせたものです。いわゆる脳トレはパズルなど主に脳を使うトレーニングでしたが、コグニサイズのメリットは手足など全身を動かしながら、脳を使って計算問題に答えるなどのメニューが組み合わさっていることです。しかも以下の条件があります（国立長寿医療研究センターＨＰ参考）。

・運動は全身を使った中強度程度の負荷（軽く息がはずむ程度）のもので、脈拍数が上昇する内容であること。

・認知課題は運動と同時に行うことで、たまに運動の手順や認知課題の答えを間違えてしまうくらいの難度でなければいけない。

つまり、足踏みしながら九九をそらんじるぐらいでは簡単過ぎます。体と脳を意識して動かさないと達成できない程度の負荷をかけて行うのです。

参考までにメニューのひとつ「コグニステップ」のやり方は、
①両足で立った状態から、右足を右横に出す。
②右足を元に戻す。
③左足を左横に出す。
④で左足を元に戻す。1から順に数をかぞえ、①〜④のステップを1セットとして繰り返しながら、3の倍数のステップのときに拍手をする。

3の倍数で拍手を間違えずにできたら、前後のステップも加えてみたり、3以外の倍数で行ってみたりなど応用して行います（引用：国立長寿医療研究センター作成パンフレット、認知症予防に向けた運動コグニサイズ）。

やってみると結構難しいので、あわてず騒がず、落ち着いてゆっくりチャレンジしてみてください。

このほかのコグニサイズのメニューは、ホームページやパンフレットなどで紹介されており、やり方を動画で見ることもできます。

骨を強くする運動メニュー

最近はロードバイクやマウンテンバイクなど、装備を整えた自転車でするサイクリングも人気が高まっています。自転車通勤で運動不足を解消している人も多いと思いますし、スポーツジムにもバイクマシンがあるように、自転車は有酸素運動で、心肺機能を高める働きがあります。

ただ自転車をこぐというだけでは、なかなか骨を強くすることはできません。骨を育てるには栄養素と適度に紫外線を浴びること（骨を強くするビタミンDの体内合成を促す）のほか、物理的な刺激が骨に伝わることで微量な電流が流れて、強くなることがわかっています。

運動選手でも、水中で浮力を使って泳ぐ水泳選手より、陸上選手のほうが骨の強度が高いといわれています。また、アメリカのプロ自転車選手の話として、彼は日常生活で転倒しただけで大腿骨を骨折する大けがをしてしまい、検査をしたところまだ20代なのに80代の骨量しかなかったそうです。

私たちはプロのアスリートではありませんが、骨への刺激はとても重要です。運動メニューもどれかひとつにこだわらずに、時間のある休日はサイクリングで遠出をしてふだんは近所をウォーキング、雨の日は室内で筋トレ、など組み合わせながら続けるとよいでしょう。

骨のために、ウォーキングするならポイントがあります。歩くことも物理的な刺激になりますが、平地ばかり歩いていると負荷に変化がありません。坂道を歩く、階段を上るなど少し負荷を高めると骨が強くなるだけでなく、太ももの筋トレにもなります。軽く息が上がり、汗をしっとりかく程度の運動強度を目指しましょう。解毒作用の汗が出て、脳内では海馬の働きを高める物質（BDNF）も増えます。

孤独な老人になってはいけない

62ページ「フレイル」のお話で述べたように、筋力が低下して運動機能が弱くなる身体的フレイル、認知機能が低下する精神的フレイルのほかに、定年で会社という社会参加が減るなど、孤独な生活を送る**社会的フレイル**も大きな問題です。

これまでは大きな病気もなく、体も元気で頭もクリアだった人でさえ、**孤独というストレスを抱えるだけで簡単に認知症のリスクが高まってしまいます。**とくに女性より男性のほうが孤立しやすく、ストレスが心身の負荷となり、細胞の老化を進めて寿命を縮める引き金にもなります。

これからの時代、会社というつながりがなくなったあとの人生も長いですから、積極的に社会参加をして、趣味の集まりやボランティア、働く場などを作って何らかの役割を持ちましょう。

男性ならマンションの理事会の監査役など、存在意義を確認できる役割が最適。女性は社会参加には積極的ですが、足が悪くなるなど身体機能が落ちると外出の機会が減っていきます。定期的に親族が訪ねる日時を決める、友人を招いておしゃべりをするなどもよいでしょう。

つまり、人と人とのコミュニケーションが大事となるわけですが、誰かと話したり触れ合ったりする行動には癒し効果もあります。

それが「オキシトシン」というホルモンの作用で、見つめられたり、触れ合ったりすることで分泌されて安心感や癒しを感じるため、別名「愛着ホルモン」とも呼ばれています。ですから可愛がっている犬や好ましい相手と見つめ合うと幸せな気分になるわけです。ところが気分屋の猫はあまり見つめないため、犬とのほうが分泌されやすく、ペットロスに陥るのは圧倒的に犬の飼い主が多いといわれています。

体が触れ合うという意味で、ラグビーはチームメイトとの一体感が高く、サッカーや野球にはない「親密さ」を感じることがあるようです。もしかすると、激しく体がぶつかり合いスクラムを組む中でオキシトシンの分泌が高まり、まさに「ワンチーム力」が強まっているのでは？とスポーツフリークの私は想像しています。

最近、海外や日本でもオキシトシンについて研究が進み、愛着だけでない多くの作用が解明され、人間が生きていくためにはなくてはならないことがわかってきました。

まず第一にこれまでご紹介してきた、さまざまな脳内ホルモンの働きがオキシトシンを介して作用することがわかってきました。

たとえば抗うつ作用があるセロトニンという脳内ホルモンは、オキシトシンを放出して癒し効果をもたらし、多幸感をもたらすドーパミンも同時にオキシトシンを増やすことで、ハッピーな気持ちが増幅されているのです。

このように情動に関係するほか、傷の治癒が早くなる（ドーパミンと関係する）や筋肉の緊張が減る（ＧＡＢＡと関係する）など、さまざまな脳内ホルモンの影響を受けたり、また与えたりしてオキシトシンが働いているのです（２０８ページ図表18参照）。

第二にオキシトシンが分泌されると、日常生活ではこんなメリットが期待できま

図表18　ラットにおけるオキシトシンの効果

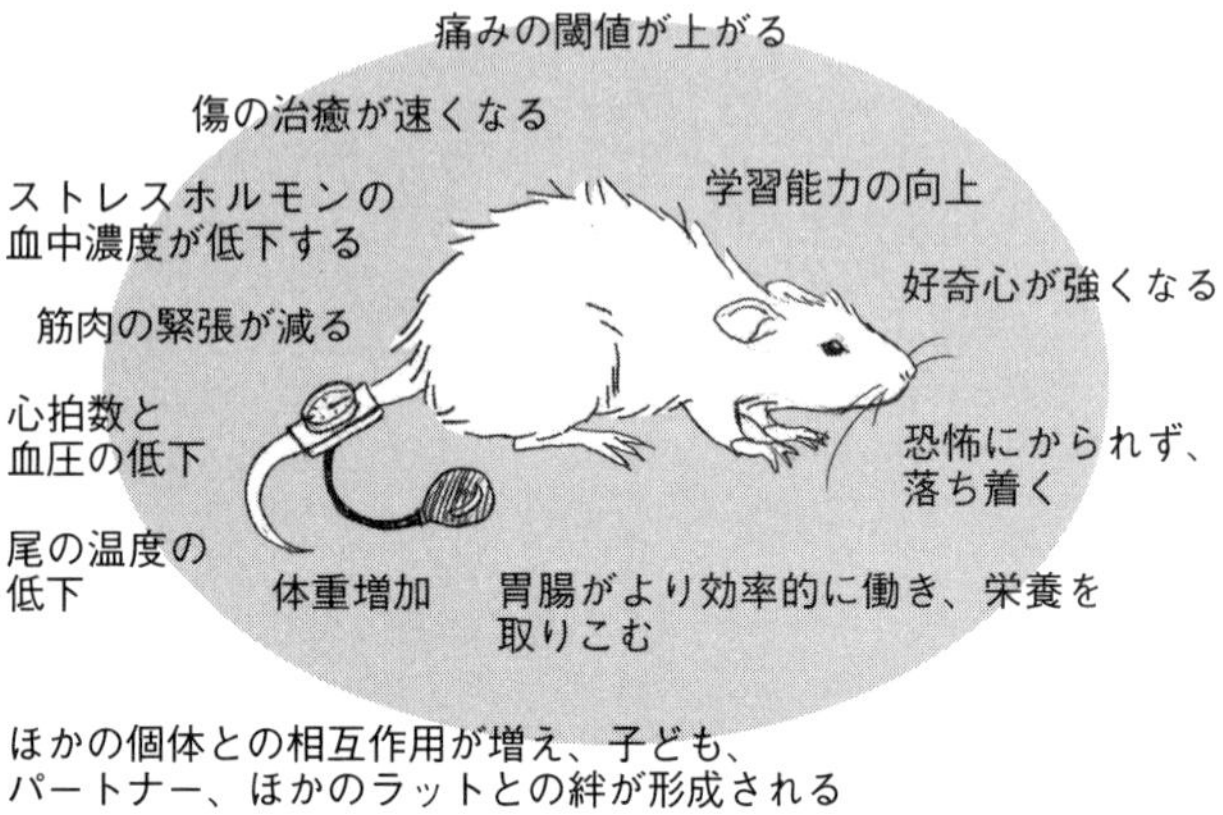

参考：『オキシトシン』（シャスティン・ウヴネース・モベリ著、
瀬尾智子／谷垣暁美訳、晶文社）より改変

す。

愛着や癒し、ハッピー気分の効果がありますから、相手に対して優しい気持ちになって気遣いができるようになります。社交的になり積極性も高まるため、学習能力や記憶力アップにもつながるという嬉しいおまけもあります。

仕事ならチームワークがよくなり、信頼関係もアップ。夫婦や友人であれば、同じように親密度や愛情がぐっと強くなります。目を見てにこやかに話す、親密度に合わせて軽いスキンシップをするなど、オキシトシンが不安な老後を明るい気分に変えてくれることでしょう。

また栄養素の中でも脂肪がオキシトシンの分泌を促すため、食事会やデートのディナーは霜降りのステーキなどがおすすめといえます。ここでもやはり、**たんぱく質が私たちを救ってくれる**のです。

おわりに

私は元々認知症の専門家ではありません。専門は心療内科で、ストレスで体の病気になる心身症や、うつ病・不安障害などの精神疾患を診ています。当然、心＝脳の治療を最優先で行う立場にあります。しかし、治療を続けて行くうちに、最初から脳の治療を行っていても治らない患者さんが多くいることに気がつきました。

勉強を続けていくと、脳の状態を改善するには脳よりもっと下流の流れ、つまり体の流れを変えなければダメだということを知りました。それは口から始まり、消化管を通して体内に入り、血流を介して脳に到達するもの、そうです、食べ物を変えなければ上流の脳は変わらないのです。

長い間、脳は「司令塔」と思われていましたが、実は脳は身体の支配を受けていて、体に支えられて初めてその機能を果たせるのだということがわかったのです。

これぞ体を治して心を治す、心療内科の仕事ではありませんか。この下流から上流へと追跡していく一見逆と思われる治療の流れは、心身症や精神疾患だけでなく、発達障害や認知症の治療のプロトコールでもあった訳です。

それはオーソモレキュラー医学（分子整合栄養医学）に基づいた栄養療法、バイオロジカル療法であり、その治療方法はそれこそ「ゆりかごから墓場まで」、いや「お腹の中から墓場まで」人間の一生をサポートする医療です。

病気になってから治療するより、「病気にならない体を作る」ことのほうがずっと大切でコストパフォーマンスが良くなります。病気になれば医療費はかさみ、個人の家計を圧迫するだけでなく、日本経済をも圧迫します。それは今回の新型コロナウィルスによるパンデミックでも証明されました。

少子高齢化が進む社会は、人口ピラミッドが次第に花瓶型となり、いずれ逆ピラミッドになって、有業人口だけでは、無業人口を支えられなくなります。

ではどうしたらよいのでしょうか？

それは、高齢化しても元気に働き続けられる脳と体を作れば良いのです。支えられる高齢者以上に、支える高齢者が増える社会に。そのために今日から、いいえ今から、あなたの口にする物を変えてみましょう。

最後に、高齢化する日本社会を救いたいとこの本を企画して下さった講談社エディトリアルの庄山陽子さん、資料集めと構成に協力して下さった佐藤未知子さんに心から感謝します。実はこのコンビ、以前講談社から出版された拙者『成功する人は缶コーヒーを飲まない』をベストセラーに導いた名コンビでもあります。

この本が、皆様の幸せな老後のお役に立てれば幸いです。

グルテンフリー生活　おすすめ代替食品リスト

小麦は抜いたほうがいいのはわかっているけれども、食事のバリエーションが広がらない、飽きてしまう、麺やパンも食べたい…そんなお声にお応えして、安心して召し上がれるグルテンフリーの製品をリストアップしました。いずれもアマゾンなどで購入可能です。

「九州まーめん」
https://tamachanshop.jp/online/men/mamen

「仙台ソイパスタ」
https://www.jasendai.or.jp/aguri/brand/002/index.html

「糖質0麺」紀文
https://www.kibun.co.jp/brand/toshitsuzerogmen/recipes/

小林製麺（ライスヌードル・生麺）
https://www.kobayashiseimen.jp/

米粉の生麺は珍しいです。27品目のアレルギー物質不使用。

「とうふそうめん風シリーズ」紀文
https://www.kibun-shop.com/products/tofusomen/

「BEYOND TOFUシリーズ」豆腐の相模屋
https://sagamiya-kk.co.jp/

「特定原材料7品目不使用シリーズ」ハウス商品
https://housefoods.jp/products/special/allergy/index.html

小麦、乳、卵、えび、かに、そば、ピーナッツ不使用。カレールーやシチューの素、ハヤシライスの素などがあります。アレルギーのあるお子様でも家族一緒に食べられるシリーズです。

「玄米パン」玄氣堂
https://genkido-genmai.com/philosophy/

「米魂（ベイコン）」田んぼのパン工房
https://www.mybeicon.com/

戸越銀座にある米粉100%のパン屋さん。クリニックからも近いです。

もぐもぐ工房 アレルギー対応 パンとおやつ（冷凍）
http://www.mogumogu.jp/shopping/mogukoubou/

低糖質専門キッチン源喜
https://teito-genki.stores.jp/

その他、Amazonで検索・購入できる製品のおすすめ

「豆腐干（とうふかん）」、「有機オーガニックグルテンフリーパスタ」（ひよこ豆・赤レンズマメ　米粉などのパスタがあります）、「グルテンフリー醤油」（イチビキ 小麦を使わない丸大豆醤油やそら豆醤油など、手軽に入手可能です）、「グルテンフリー味噌」（国内産丸大豆のみそなどあります）など。

※ブイヨンやお醤油などの調味料はもちろん、ぱっと見では気づきにくい食品にグルテンが含まれていることも。さらには食品そのものとしてではなく、乳化剤や増粘剤のような食品をトロトロ・モチモチにする添加物として、または安価な食品のボリュームアップのため使われたり、ウインナーやハムなど、加工肉のつなぎとして使われていたりすることもあります。しっかりグルテンフリーを実践したいならば、商品の裏面などに書かれた原材料表記を確認するのがおすすめです。

参考文献

『果糖中毒』ロバート・H・ラスティグ著　中里京子訳（ダイヤモンド社）
『老化は副腎で止められた』本間良子／本間龍介著（青春出版社）
『ボケない人がやっている脳のシミを消す生活習慣』本間良子／本間龍介著（青春出版社）
『骨と筋肉が若返る食べ方』大友通明著（青春出版社）
『同志社大学の抗糖化レシピ〈決定版〉』同志社大学糖化ストレス研究センター監修（一般社団法人糖化ストレス研究会）
『アルツハイマー病　真実と終焉―〝認知症1150万人〟時代の革命的治療プログラム』デール・ブレデセン著　白澤卓二監修　山口茜訳（ソシム株式会社）
『オキシトシン』シャスティン・ウヴネース・モベリ著　瀬尾智子／谷垣暁美訳（晶文社）
『歯周病はすぐに治しなさい！』森永宏喜著（さくら舎）
『腸内細菌』城谷昌彦（海竜社）
『「腸もれ」があなたを壊す！』藤田紘一郎著（永岡書店）
『「腸の力」であなたは変わる』デイビッド・パールマター／クリスティン・ロバーグ著　白澤卓二訳（三笠書房）
『高城式健康術』高城剛著（光文社新書）
『腸内細菌が支える腸の7つのはたらき』（NPO法人レックス・ラボ）

『アンチエイジング医学』（日本抗加齢医学会）寺野隆 6 (4) 540-547, 2010
『ＡＧＥデータブック』山岸昌一著（万来舎）
「腸と食と脳」石黒伸著：『認知症治療研究会誌２０１９年度６巻１号』（認知症治療研究会）
Soderberg M et al., Lipids 1991; 26: 421
Hibbeln JR Fish consumotion and major depression. Lancel 1998: 351: 1213
「アルツハイマー病における脳―腸―微生物叢軸」Karol Kowalski, and Agata Mulak (2019). Brain-Gut-Microbiota Axis in Alzheimer's Disease. J Neurogastroenterol Motil 2019; 25 (1): 48-60
ＮＨＫスペシャル　シリーズ人体　神秘の巨大ネットワーク　第２集「驚きのパワー！　〝脂肪と筋肉〟が命を守る・第３集「〝骨〟が出す！　最高の若返り物質」
国立長寿医療研究センターＨＰ、健康長寿ネットＨＰ、大塚製薬ＨＰ、田辺三菱製薬ＨＰ

検査機器導入施設について

- ｐ46「AGE READER」導入施設リスト　https://www.ages.jp/導入施設/
- ｐ71「オリゴスキャン」導入施設についてのお問合せ（セリスタ株式会社ＨＰ）　https://www.selista.jp/

姫野友美（ひめの・ともみ）

心療内科医。医学博士。日本薬科大学薬学部教授。静岡県生まれ。東京医科歯科大学卒業。現在、ひめのともみクリニック院長として診察を行うかたわら、ストレスによる病気・症候群などに関するコメンテーターとして、テレビ東京系列『主治医が見つかる診療所』等のテレビ番組や新聞・雑誌等で活躍。著書には『心療内科に行く前に食事を変えなさい』（青春出版社）、『美しくなりたければ食べなさい』（三笠書房）、『成功する人は缶コーヒーを飲まない』（講談社）、『心療内科医が教える疲れとストレスからの回復ごはん』（大和書房）など多数。

ブックデザイン／後藤奈穂（draw.design）

構成／佐藤未知子

図表、イラスト／朝日メディアインターナショナル株式会社

認《にん》知《ち》症《しょう》になりたくなければ
ラーメンをやめなさい

2020年 9月8日 第1刷発行

著 者 姫野友美《ひめのともみ》
発行者 渡瀬昌彦
発行所 株式会社 講談社
〒112-8001 東京都文京区音羽 2-12-21
電 話 販売 (03) 5395-3606
業務 (03) 5395-3615
編 集 株式会社講談社エディトリアル
代 表 堺 公江
〒112-0013 東京都文京区音羽 1-17-18 護国寺SIAビル6F
電 話 編集部 (03) 5319-2171

印刷所 株式会社新藤慶昌堂
製本所 株式会社国宝社

定価はカバーに表示してあります。

落丁本・乱丁本は購入書店名を明記のうえ、小社業務宛にお送りください。送料小社負担にてお取り替えいたします。
なお、この本についてのお問い合わせは、講談社エディトリアル宛てにお願いいたします。

ISBN 978-4-06-520220-3